积水潭 骨与软组织肿瘤病例精粹

——多学科综合讨论

主　编　牛晓辉　丁　易

副主编　王　涛

编　者

张　清　郝　林　鱼　锋　杨发军　李　远

赵海涛　单华超　徐立辉　徐海荣　邓志平

北京大学医学出版社

JISHUITAN GU YU RUANZUZHI ZHONGLIU BINGLI JINGCUI
——DUOXUEKE ZONGHE TAOLUN

图书在版编目（CIP）数据

积水潭骨与软组织肿瘤病例精粹：多学科综合讨论
／牛晓辉，丁易主编. —北京：北京大学医学出版社，
2013.3
ISBN 978-7-5659-0541-4

Ⅰ. ①积… Ⅱ. ①牛… ②丁… Ⅲ. ①骨肿瘤-病案
-汇编②软组织肿瘤-病案-汇编 Ⅳ. ①R738.1②R738.6

中国版本图书馆CIP数据核字 (2013) 第046405号

积水潭 骨与软组织肿瘤病例精粹——多学科综合讨论

主　　编：牛晓辉　丁易

出版发行：北京大学医学出版社（电话：010-82802230）

地　　址：(100191) 北京市海淀区学院路 38 号 北京大学医学部院内

网　　址：http://www.pumpress.com.cn

E － mail：booksale@bjmu.edu.cn

印　　刷：北京圣彩虹制版印刷技术有限公司

经　　销：新华书店

责任编辑：冯智勇　　责任校对：金彤文　　责任印制：苗 旺

开　　本：787 mm × 1092 mm　1/16　印张：15.25　字数：380 千字

版　　次：2013 年 3 月第 1 版　　2013 年 3 月第 1 次印刷

书　　号：ISBN 978-7-5659-0541-4

定　　价：125.00 元

本书由
北京大学医学科学出版基金
资助出版

前　言

　　骨与软组织肿瘤是严重危害人类健康和生命的疾病，及早发现、正确的诊断和治疗对预后有着重要的影响。骨与软组织肿瘤的正确诊断需临床、影像、病理三结合，这是国际共识。而正确的治疗则要以正确的诊断为前提，同时需要多专业和多学科的协作。

　　北京积水潭医院骨肿瘤科积累了很多宝贵的多学科讨论病例以及专家的讨论意见和精彩点评。本书精选了其中的典型病例，介绍骨与软组织肿瘤的诊断和治疗精粹。写作方式为图片与文字结合，以病例讨论内容为主，包括病例的完整介绍（病史、体格检查、影像学检查、病理学检查等）、诊断及治疗过程、讨论点、争议点、多学科专家共识。讨论内容的描述在形式上模拟日常工作的流程逐渐展开，并通过精心的版式设计使得影像资料与讨论内容隔开，让读者进入一种临床诊断的情境之中，自行根据临床资料进行诊断，再与后面的讨论内容相互印证，增加了阅读的主动性，同时也进行了自我检验。书后附有每个病例相对应的诊断索引，以方便快速检索。

　　本书旨在通过提供多学科、多层次的交流平台，为骨与软组织肿瘤医生尤其是基层医院和非骨肿瘤专业的医生提供有益的帮助，通过疑难病例的讨论提高骨与软组织肿瘤的诊断和治疗水平，确立骨与软组织肿瘤的诊疗规范，最大限度地减少误诊，减少治疗不当和过度治疗给患者带来的各种痛苦和损失。

　　本书的编写得到了积水潭医院骨肿瘤科全体医师的大力支持，特别感谢黄霞、贾迎洁提供病例的原始资料，也感谢病理科和放射科同仁为资料的提供做出的努力。

牛晓辉　丁　易

2013.2

目 录

第一章　股骨肿瘤

病 例 1

病史

男性，8 岁，入院 3 年前出现跛行伴右大腿近端间断疼痛。

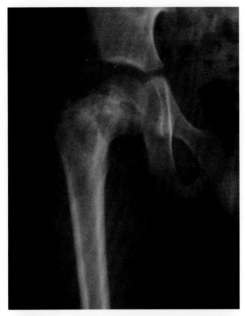

图 1-1　入院前 1 年 8 个月正位 X 线片

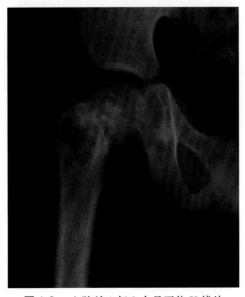

图 1-2　入院前 1 年 2 个月正位 X 线片

3

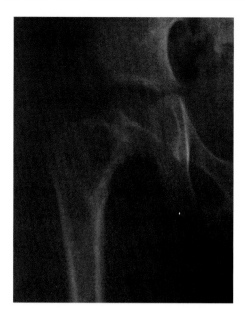

图 1-3　入院前 7 个月正位 X 线片

入院 2 个月前上述症状加重。

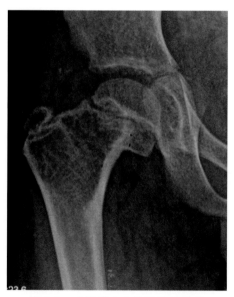

图 1-4　入院前 2 个月正位 X 线片

入院 6 天前于床上活动后突发右大腿近端疼痛、畸形、活动受限。

体格检查

右大腿近端肿胀、成角畸形、压痛（＋）。无浅表静脉充盈，皮温增高。髋关节活动因疼痛受限。

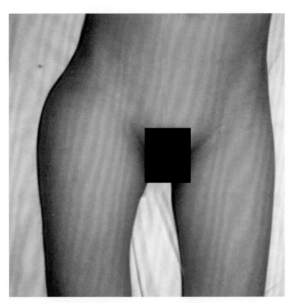

图 1-5　入院时体位像

入院影像学检查

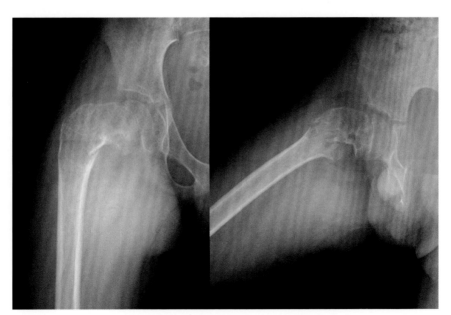

图 1-6　入院时正侧位 X 线片，显示右股骨近端溶骨性病变，皮质膨胀、变薄，边界不清，未见骨膜反应，合并病理性骨折

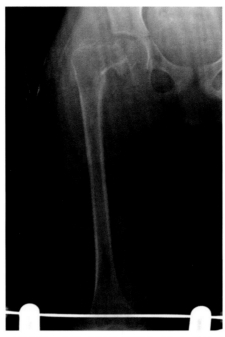

图 1-7　入院后行骨牵引的正位 X 线片

诊疗情况

入院后给予骨牵引固定，待影像学检查完成后行穿刺活检，结果回报：缺乏恶性肿瘤的证据。

骨牵引 1 个月后影像学检查

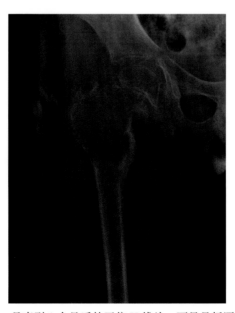

图 1-8　骨牵引 1 个月后的正位 X 线片，可见骨折逐渐愈合

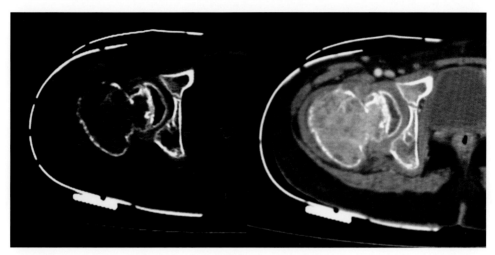

图 1-9 骨牵引 1 个月后的 CT 轴位骨窗、软组织增强窗，显示骨折逐渐愈合、肿瘤边界逐渐清晰，但骨皮质仍不完整

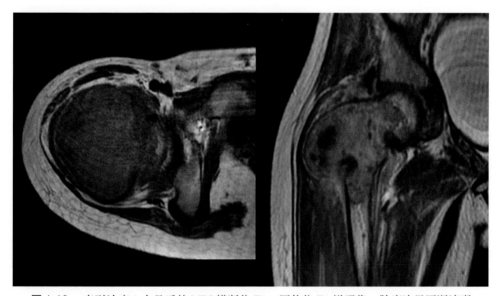

图 1-10 牵引治疗 1 个月后的 MRI 横断位 T1、冠状位 T1 增强像，肿瘤边界逐渐清晰

讨论点（第一阶段）

一、临床及影像学表现与病理不符时诊断如何确定

二、进一步的诊疗策略

讨论精要（第一阶段）

一、诊断

1. 8 岁儿童，病史时间长，右股骨上端溶骨性病变，边界较清晰，合并病理性骨折，考虑为动脉瘤样骨囊肿可能性大，也有纤维结构不良囊性变合并病理性骨折的可能。
2. 行牵引治疗 1 个月后骨折逐渐愈合，拍片显示肿瘤边界较清晰，前方少量骨皮质破坏，髓腔内不均匀强化，可见分隔，此时考虑为动脉瘤样骨囊肿可能性大。
3. 儿童股骨上端病变诊断应慎重，恶性肿瘤也可能在不同阶段表现出良性征象。该患者前方骨皮质不完整，由于未见明确软组织肿块，可能是骨折所致，但也不能除外肿瘤直接破坏所致。

二、诊疗策略

1. 该患者为病理性骨折后 1 个月即逐步愈合，疼痛减轻，影像学上表现为边界清晰的病变，只有轻微骨皮质受侵，考虑为良性病变可能性大。尽管牵引 20 天后行穿刺活检未见恶性肿瘤成分，但亦未完全排除，临床结合影像学中的侵袭性表现不能除外恶性肿瘤的可能。
2. 目前患者临床影像与病理诊断不符合，但如果按良性肿瘤处理等待观察，可能病变进展导致严重后果。因此应再次进行活检送病理检查以明确诊断。
3. 股骨上端肿瘤进行穿刺活检时应选择外侧入路，尽量避免选择前方入路。这是由于前侧结构、层次多而复杂，活检道难以在未来的手术中被完整切除，从而增加局部复发的风险。

二次穿刺活检

梭形细胞肉瘤，考虑为骨肉瘤。

讨论点（第二阶段）

一、诊断如何确定
二、进一步的诊疗策略

讨论精要（第二阶段）

一、诊断

1. 骨肿瘤的诊断提倡临床、影像与病理三结合的原则，只有三方面的结果吻合，诊断才能最终确立。

2. 第二次穿刺活检病理回报为梭形细胞肉瘤，考虑骨肉瘤可能性大，可与临床和影像符合。

3. 该患者病理考虑骨肉瘤，结合影像上巨大囊性病变，有可能为毛细血管扩张型骨肉瘤。其大体病理往往表现为充满血液的腔隙、出血及坏死。活检时应取边缘部分的组织送检，如取中心部位送检，由于该肿瘤可合并动脉瘤样骨囊肿，往往会误诊为良性病变。因此对于股骨上端囊性病变的诊断应慎重，不能根据临床和影像表现以及取材不正确的病理就肯定为良性病变。

二、诊疗策略

1. 临床上当临床、影像、病理三方面不能统一时，对于骨与软组织肿瘤这一类少见肿瘤，特别是一些罕见的病例，进行多中心会诊是避免误诊的重要方法。

2. 确诊后，按照临床治疗规范进行相应的治疗。

诊疗情况

术前行多柔比星、甲氨蝶呤、顺铂灌注化疗。

化疗后影像学检查显示肿瘤范围增大，对化疗反应不敏感，此时的影像学显示肿瘤边界不清，软组织肿块形成，呈明显的恶性肿瘤征象，经过临床、影像及病理三结合会诊行半骨盆截肢术。

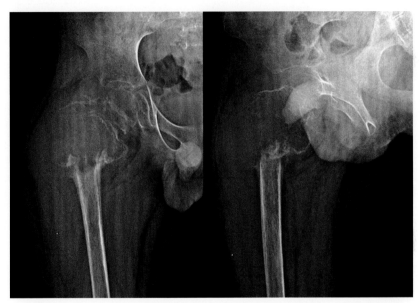

图 1-11　化疗后正、侧位 X 线片，显示肿瘤破坏范围变大、边界不清

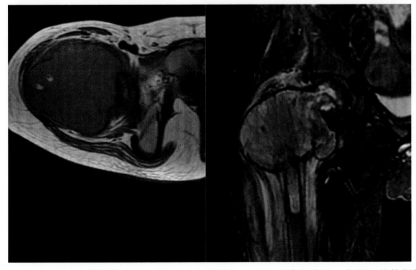

图 1-12　化疗后 MRI 横断位 T1、冠状位 T2 抑脂像，可显示肿瘤范围，有明显的软组织肿块

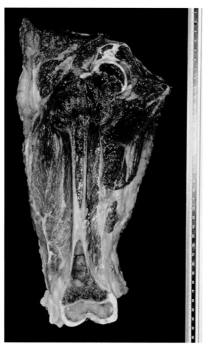

图 1-13　术后大体标本冠状剖面表现

术后病理

毛细血管扩张型骨肉瘤。

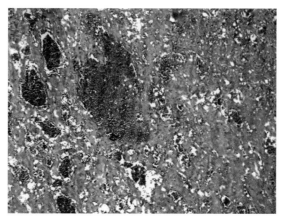

图 1-14　术后大体病理镜下表现

术后治疗情况

患者伤口愈合后继续完成术后化疗，化疗药物为异环磷酰胺、甲氨蝶呤、多柔比星和顺铂，肿瘤控制良好。

共 识

1. 儿童骨肿瘤可能在不同时期有不同的表现，早期表现为良性的肿瘤可能是恶性肿瘤。
2. 毛细血管扩张型骨肉瘤早期可与骨囊肿、动脉瘤样骨囊肿混淆[1]，需行穿刺活检明确诊断，即使穿刺结果为阴性仍应密切观察或再次穿刺活检[2]。
3. 临床影像与病理不符合时应该选择对患者最有利的治疗方式，不能单纯等待。

误 区

1. 能愈合的病理性骨折一定为良性肿瘤。
2. 影像学的膨胀性、囊性病变一定为良性病变。

（邓志平　丁 易）

参考文献

[1] Yarmish G, Klein MJ, Landa J et al. Imaging characteristics of primary osteosarcoma: nonconventional subtypes. Radiographics. 2010 Oct;30(6):1653-1672.
[2] Discepola F, Powell TI, Nahal A. Telangiectatic osteosarcoma: radiologic and pathologic findings Radiographics. 2009 Mar-Apr;29(2):380-383.

病 例 2

病史

女性，45岁，入院11个月前出现行走时右大腿外侧疼痛，于外院就诊并行影像学检查。

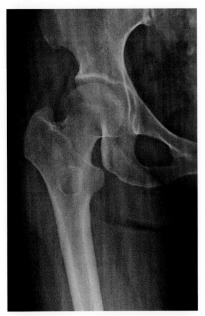

图 2-1 外院就诊时正位 X 线片

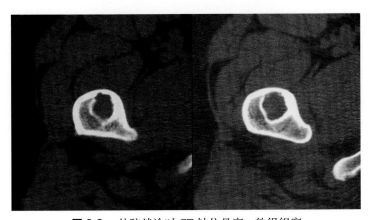

图 2-2 外院就诊时 CT 轴位骨窗、软组织窗

讨论点（第一阶段）

一、诊断如何确定

二、进一步的诊疗策略

========== 讨论精要（第一阶段） ==========

一、诊断

1.无外伤史，行走时疼痛 11 个月。
2.X 线片显示右股骨近端小粗隆水平的溶骨性破坏，基质较均匀，边界清晰，边缘可见硬化；平扫 CT 可见右股骨近端溶骨性破坏，基质较均匀，边界清楚，但前侧皮质有局限的骨质破坏，未见骨膜反应及软组织肿块。以上征象表明病变生长速度较慢，考虑为偏良性的病变。

二、诊疗策略

1.应行增强 CT 观察病灶的强化程度，待影像学检查结束后，行局部病理活检来确定诊断，诊断明确后再确定具体治疗方案。
2.股骨近端溶骨性病变有时诊断难度大，需仔细逐个考虑可能的肿瘤，当考虑病变为肿瘤时，如果未经活检诊断，贸然手术是不可取的。

第一次诊疗情况

于当地医院仅根据症状及影像学表现诊断为"骨囊肿",行"病灶刮除、自体髂骨植骨术",术后 2 个月开始负重行走,定期复查。

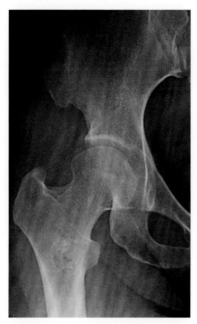

图 2-3　术后 2 个月正位 X 线片,可见股骨近端病变术后改变,植骨愈合情况可

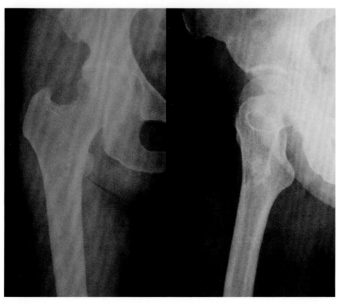

图 2-4　术后 3 个月正侧位 X 线片,可见病变中心低密度影

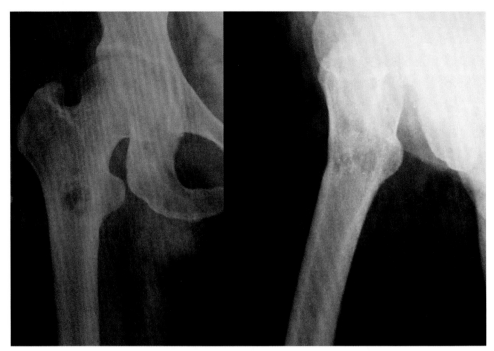

图 2-5 术后 5 个月正侧位 X 线片，可见病变中心溶骨性改变

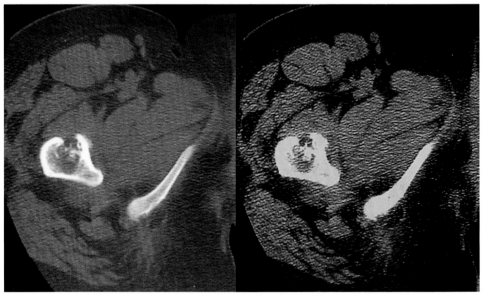

图 2-6 术后 5 个月 CT 轴位骨窗和软组织窗，可见原植骨区域病灶出现溶骨破坏，边界不清，骨皮质受侵

讨论点（第二阶段）

一、诊断如何确定

二、肿瘤侵犯范围如何判断

三、进一步的治疗策略

讨论精要（第二阶段）

一、诊断

1. 股骨近端的病变在诊断上有一定难度，恶性病变在早期有可能在影像上与良性病变相混淆。该患者在外院根据症状及影像学表现诊断为"骨囊肿"，但并无组织学上的诊断，应重新复习前次手术后的病理切片，并送至专业的骨肿瘤中心进行病理会诊。
2. 仍然应该进行细致的影像学检查如局部加强 CT、MRI 等来判断肿瘤侵及范围。
3. 目前原病灶区域再次出现溶骨性改变，应高度怀疑肿瘤复发。但仍需除外植骨吸收等情况。
4. 股骨上端肿瘤诊断困难，恶性肿瘤早期可能表现为良性的影像学征象，必须临床、影像、病理三结合诊断明确后方可进行手术治疗。

二、范围判断

1. 包含两部分内容，即局部范围和全身情况，针对该患者，局部范围的确定可以制订周密的术前计划，降低复发风险；全身情况对于恶性肿瘤患者尤为重要。此患者不能除外恶性可能，因此需要做局部细致的影像学检查如 CT、MRI，全身的检查包括全身骨扫描、肺 CT 以及 PET/CT 等。
2. 肿瘤局部的侵犯范围可参考 X 线平片、增强 CT 及 MRI，了解肿瘤与周围组织、血管神经束的关系，决定是否有保肢条件。

三、治疗策略

1. 应明确组织学诊断，再次进行穿刺病理检查，同时行前次术后病理切片会诊。
2. 根据穿刺活检病理结果确定进一步的治疗方式。如为良性肿瘤复发可再次行刮除植骨术；如为恶性肿瘤则应根据影像学检查，明确肿瘤范围，设计合理的切除边界，行保肢或截肢治疗。

体格检查（入院时）

右大腿上段外侧可见手术瘢痕，可及压痛，未及包块，局部皮色及皮温正常，未见破溃及静脉曲张，右髋关节活动不受限。

影像学检查（入院时）

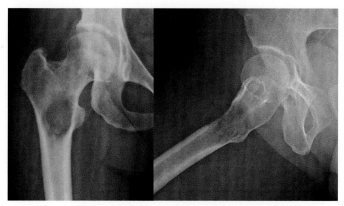

图 2-7 入院时（术后 11 个月）正侧位 X 线片，可见右股骨粗隆部溶骨性破坏，基质不均，边界不清，骨皮质受侵

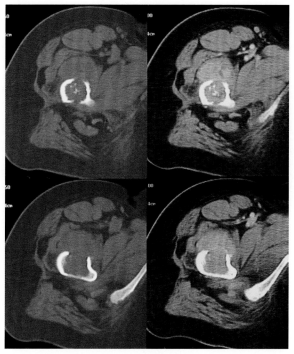

图 2-8 入院时（术后 11 个月）CT 轴位骨窗和软组织增强窗，可见股骨近端粗隆部溶骨性破坏，基质不均匀，骨皮质受侵，可见软组织肿块

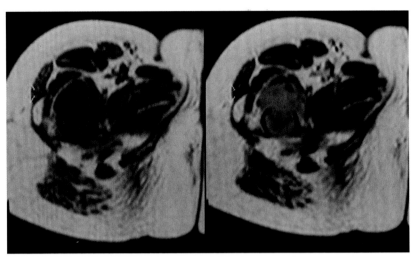

图 2-9　入院时（术后 11 个月）MRI 轴位 T1、T1 增强像，可显示肿瘤范围突出至皮质外形成软组织肿块

外院病理会诊

明显异型性非小细胞肿瘤细胞，考虑肉瘤，以梭形细胞为主，疑为恶性纤维组织细胞瘤。

手术

股骨近端肿瘤切除、异体骨 - 人工关节复合物重建术。使用异体骨的优势在于提供了臀中肌的附丽，重建患者的髋关节外展功能。

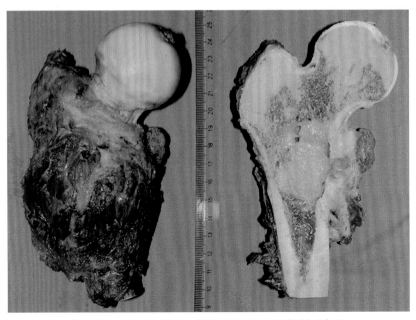

图 2-10　第二次术后大体标本前面观和冠状剖面表现

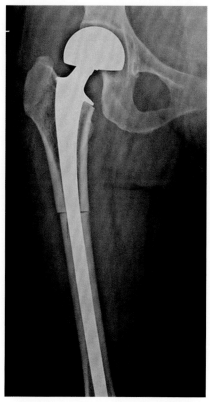

图 2-11　第二次术后正位 X 线片

术后病理

恶性纤维组织细胞瘤。

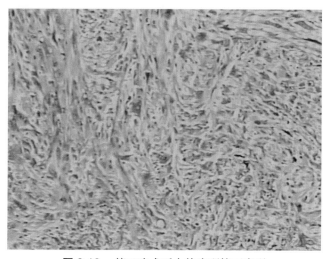

图 2-12　第二次术后大体病理镜下表现

共　识

1. 股骨上端肿瘤临床上容易误诊。该部位局部应力集中，病变早期可被发现，即使恶性肿瘤也可能由于早期发现而仍未表现出典型的恶性影像学表现 [1-2]。
2. 穿刺活检为明确诊断的重要手段，组织学符合临床诊断则可考虑继续治疗。有经验的骨肿瘤病理中心会诊就能避免该例这种由于经验不足造成的误诊。
3. 骨与软组织肿瘤病例少，特别是对于非骨肿瘤治疗中心的、未接受过专业骨肿瘤病理培训的病理医师而言，诊断尤其困难。

误　区

1. 仅凭影像学诊断为良性肿瘤时不进行组织学检查确定。
2. 病理学并不能给予临床诊断足够的支持时，未再一次进行组织学检查。
3. 未全面结合临床和影像学，轻信术后病理结果。

（邓志平　丁　易）

参考文献

[1] Link TM, Haeussler MD, Poppek S et, al. Malignant fibrous histiocytoma of bone: conventional X-ray and MR imaging features. Skeletal Radiol. 1998 Oct;27(10):552-8.

[2] Papagelopoulos PJ, Galanis EC, Sim FH et al. Clinicopathologic features, diagnosis, and treatment of malignant fibrous histiocytoma of bone. Orthopedics. 2000 Jan;23(1):59-65.

病　例　3

病史

男性，18 岁。患者入院 9 个月前，上楼梯时出现左大腿上段疼痛，休息后可缓解。

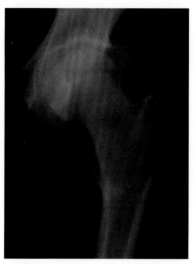

图 3-1　入院 9 个月前正位 X 线片

入院 4 个月前，左大腿上段疼痛再次出现，以负重时明显，伴跛行。

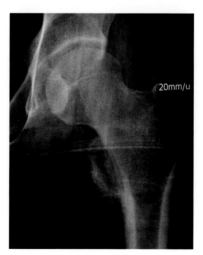

图 3-2　入院 4 个月前正位 X 线片

讨论点（第一阶段）

初诊时的诊断策略

讨论精要（第一阶段）

诊断

1. 患者症状处于急性和慢性之间，并不能给予肿瘤良恶性的提示。

2. X 线片显示左股骨近端小粗隆溶骨破坏、似有膨胀，但仅有正位，所以应继续进行检查，重拍清晰的股骨近端正侧位 X 线片。又因病变位于小粗隆，X 线片很难反映出骨破坏的细节，因此需要更细致的影像学检查如局部加强 CT 来判断是否有皮质破坏及软组织包块。

3. 本例患者病变发生在股骨近端小粗隆部，小粗隆从骨的发生来说有自己独立的骨化中心，即骨骺，严格意义上来说在成人也属于骨端，因此骨骺和骨端好发的肿瘤也会发生于小粗隆，而儿童和青少年长骨骨骺以软骨母细胞瘤最常见，成人长骨骨端则以骨巨细胞瘤、邻关节囊肿（多见于关节软骨下，不会出现在小粗隆，本例可基本排除）多见。股骨上端粗隆部恶性肿瘤并不少见，也是转移癌的好发部位，因此也不能完全排除恶性肿瘤的可能。

体格检查

左大腿上段后侧可及包块，质硬，无活动度，可及压痛，局部皮色及皮温正常，未见破溃及静脉曲张。左髋关节屈 80°、伸 10°、外展 10°、内收 30°、内旋 10°、外旋 30°。

影像学检查

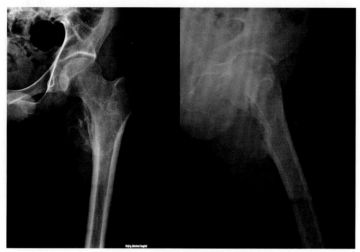

图 3-3 入院时正侧位 X 线片

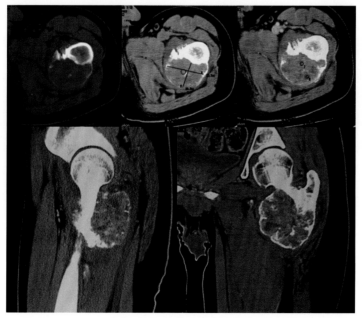

图 3-4 入院时 CT 轴位骨窗、软组织窗、软组织增强窗和矢状位软组织窗、冠状位软组织窗

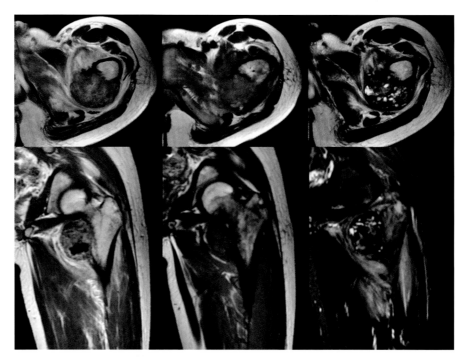

图 3-5　入院时 MRI 轴位 T1 增强、T1、T2 像和冠状位 T1 增强、T1、T2 抑脂像

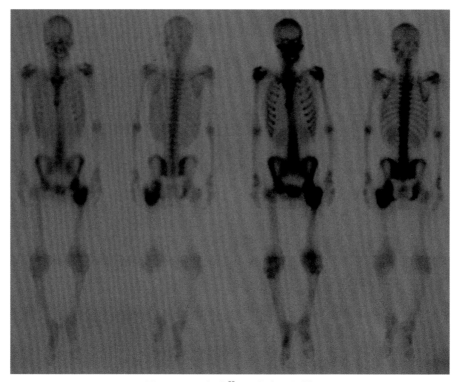

图 3-6　入院时 ^{99m}Tc 全身骨扫描

讨论点（第二阶段）

一、诊断如何确定

二、鉴别诊断

讨论精要（第二阶段）

一、诊断

1.患者的临床病史及实验室检查并没有太多关于肿瘤性质的提示。体检中髋关节的活动受限可以提示病变的部位甚至性质，说明病变可以有较重的炎性水肿区域以至于影响关节的活动，而软骨母细胞瘤、骨样骨瘤、尤文肉瘤以及某些骨肉瘤可以有很严重的炎性水肿。

2.清晰的 X 线片是骨肿瘤诊断的基础。X 线片显示小粗隆部明显的膨胀性溶骨性骨破坏，边界尚清，基质不均匀，未见到明显的骨膜反应和软组织包块。

3.CT 给了我们更多的细致的影像学提示。除了显示溶骨性骨破坏、较清晰的边界、基质的不均匀以外，还可见到散在的钙化灶。病变起自小粗隆，似乎是明显的膨胀，但也不能完全排除是软组织包块的形成或骨膜起病的可能。不支持恶性的一点在于其周边似乎仍能看到薄层的骨质，恰似骨皮质膨胀后的残存。因此侵袭性软骨性肿瘤的诊断应放在第一位，但恶性肿瘤也不能完全除外。

4.病理学检查不能缺少。穿刺活检为首选。若临床考虑恶性肿瘤可能性大，穿刺活检入路应选择外侧入路，原因在于恶性肿瘤一般需做大段切除，而大段切除的手术入路通常为后外侧，而且其他方向往往结构复杂、层次多，活检道难以在未来的手术中完整切除；而如果考虑是良性肿瘤，则穿刺活检就不一定拘泥于外侧，也可以选择前路或后路。

二、鉴别诊断

1. 骨巨细胞瘤 股骨大粗隆部也为骨巨细胞瘤的常见发病部位之一，但骨巨细胞瘤常见于成年患者，即 20 ~ 40 岁，影像学表现为较完全的溶骨破坏，一般基质均匀，而鲜有骨化或钙化，偶有残存骨则需与矿化相鉴别。本病例的特点与之不符处较多，应予鉴别。

2. 软骨肉瘤 软骨肉瘤与良性软骨性肿瘤间的主要区别在于其影像学上的侵袭性表现，即皮质破坏、软组织包块，而钙化则为二者的共同表现。

穿刺病理

单一性肿瘤性软骨母细胞，少数小型多核巨细胞，散在灶性"格子样"钙化，符合软骨母细胞瘤。

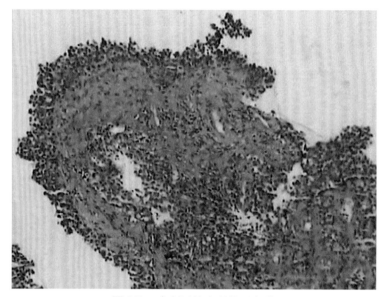

图 3-7　穿刺活检病理镜下表现

手术

肿瘤切除刮除、取髂骨植骨、重建带锁髓内针内固定术。

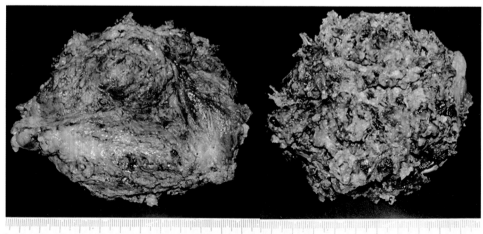

图 3-8　术后大体标本剖面表现

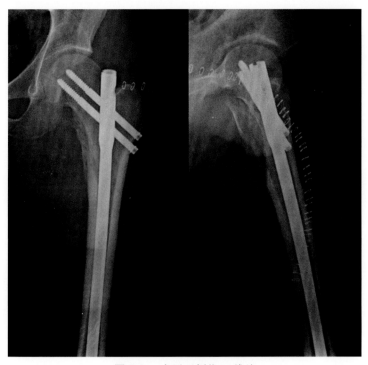

图 3-9　术后正侧位 X 线片

术后病理

片状密集增生的肿瘤性软骨母细胞，广泛的"格子样"钙化及灶性幼稚的软骨样基质，灶性坏死，灶性侵袭性表现。诊断：生长活跃的软骨母细胞瘤；局部呈侵袭性生长。

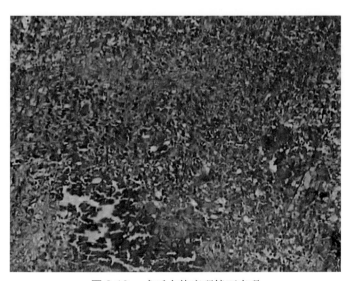

图 3-10　术后大体病理镜下表现

共 识

1. 完善的影像学检查是诊断的基础，对于骨原发肿瘤来说，增强 CT 检查具有非常重要的地位，尤其是解剖结构复杂、X 线平片不能清晰展示的部位，增强 CT 不仅能够显示细微结构，还可以了解肿瘤的血运状况以利于鉴别诊断。MRI 作为增强 CT 的有力补充，能很好地显示肿瘤的髓内范围、软组织肿块范围和是否侵犯骨骺或关节。而全身骨扫描对于判断是否多发则有很好的敏感性，这一点对于肿瘤性质甚至肿瘤的病名都有很好的辅助[1]。

2. 组织学活检为明确诊断的重要手段，但应在影像学检查完善后进行，穿刺活检由于其创伤小、可以获得足够的病理标本而成为首选[2]。组织学符合临床诊断则可考虑继续治疗，若不符合或不支持则应选择观察或再次活检。活检入路的选择应根据肿瘤的良恶性来确定，恶性肿瘤应尽量选择手术的入路范围内、手术时可同时切除的活检道，以预防穿刺活检道种植的可能[3]。

误 区

1. 影像学检查不完善或有偏废。
2. 不进行组织学检查。
3. 穿刺活检入路选择不合理，增加局部肿瘤种植、肿瘤复发的风险。

（王 涛 郝 林）

参考文献

[1] Priolo F, Cerase A. The current role of radiography in the assessment of skeletal tumors and tumor-like lesions. Eur J Radiol. 1998 May; 27 Suppl 1:S77-85.

[2] Welker JA, Henshaw RM, Jelinek J, et a1. The percutaneous needle biopsy is safe and recommended in the diagnosis of musculoskeletal masses. Cancer, 2000. 89(12):2677-2686.

[3] 刘文生, 李远, 王涛, 等. 骨与软组织肿瘤穿刺活检技术. 中国骨肿瘤骨病. 2006, 5(5);262-266.

病 例 4

病史

男性，33岁，左大腿隐痛不适4年半，于当地医院就诊。

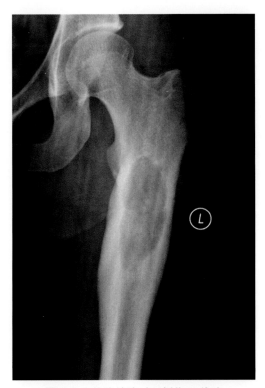

图 4-1　外院就诊时正侧位 X 线片

讨论点（第一阶段）

一、诊断如何确定
二、进一步的诊疗策略

讨论精要（第一阶段）

一、诊断

1. 男性，33 岁，左大腿长达 4 年半的疼痛，病史时间较长。
2. X 线显示左股骨粗隆下的溶骨性破坏，皮质膨胀，基质内有钙化点，皮质无破坏，无软组织包块和骨膜反应。
3. 初步诊断：由于患者有较长的病史，基质内有钙化，可考虑诊断为良性的软骨类肿瘤，如内生软骨瘤的可能性大。但由于该患者 X 线片有皮质膨胀及疼痛的临床症状，故不能排除低度恶性软骨肉瘤及纤维异样增殖症微小骨折出血修复所致钙化的诊断，以及其他基质内可有钙化的病变如软骨黏液样纤维瘤等。

二、诊疗策略

1. 骨肿瘤的诊断包括病名的诊断和病变范围的诊断。在局部的检查中应进一步行增强 CT、MRI 等检查。全身检查应包括肺部影像学检查、全身骨扫描等。
2. 在完成影像学检查后，应行活检，进行病理学检查。

第一次诊疗情况

当地医院根据 X 线片表现考虑为"内生软骨瘤",行"病灶刮除、髂骨及人工骨植骨术",术后病理提示"软骨瘤"。

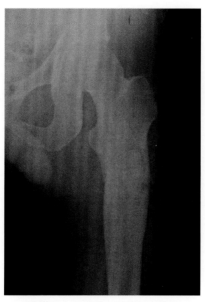

图 4-2 外院术后正位 X 线片

术后 54 个月时患者再次出现左大腿疼痛不适,于当地医院就诊,行 X 线检查示股骨近端植骨区骨破坏。

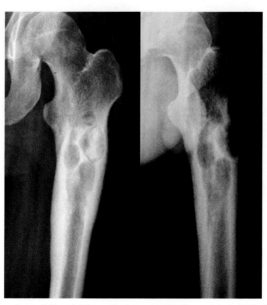

图 4-3 术后 54 个月时的正侧位 X 线片,可见粗隆下原病变部位有溶骨性骨破坏

体格检查

左大腿中上段可见手术瘢痕，局部未触及包块，无压痛。左髋及膝关节活动无异常。

影像学检查

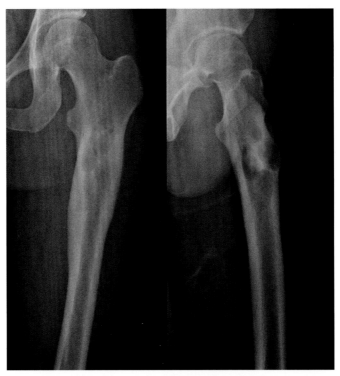

图 4-4　入院时正侧位 X 线片，显示股骨上端溶骨性骨破坏，骨皮质受累

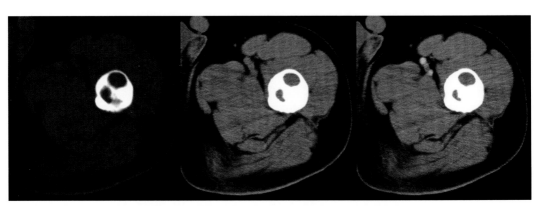

图 4-5　入院时 CT 轴位骨窗、软组织窗和软组织增强窗，显示股骨上端溶骨性骨破坏，骨皮质受累，未见软组织肿块

会诊病理

可见肿瘤性软骨，局部细胞相对密集，有轻度非典型性，可见少数双核细胞，镜下高度怀疑小灶性浸润。会诊意见：生长活跃的内生软骨瘤；局灶性高度怀疑低恶变。

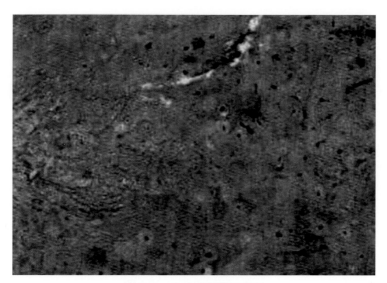

图 4-6　会诊病理镜下表现

讨论点（第二阶段）

一、诊断如何确定

二、是否需要再次活检

讨论精要（第二阶段）

一、诊断

1. 患者局部疼痛，影像学检查显示骨皮质受累、边界不清，前次手术后病理提示"生长活跃的内生软骨瘤，局灶性高度怀疑低度恶变"，根据临床、影像、病理三结合的诊断原则，首先考虑左股骨近端低度恶性软骨肉瘤。

2. 在临床实践中，我们经常会遇到发生于长骨的内生软骨瘤需与低度恶性软骨肉瘤相鉴别的问题。一般要从临床、影像和病理三个方面进行鉴别。在临床方面，内生软骨瘤往往是被偶然发现的，而低度恶性软骨肉瘤患者多会有程度不同的疼痛等症状；在影像学方面，内生软骨瘤边界清楚，一般不会浸润骨皮质，而低度恶性软骨肉瘤多会浸润骨皮质，引起骨皮质膨胀、变薄等改变；在病理学方面，判断是内生软骨瘤还是1级软骨肉瘤，特别当组织像难以区分时，则主要看软骨浸润皮质的情况，当皮质骨在几个方向都被软骨包围，就应被认作浸润、诊断为软骨肉瘤。

下面通过两个典型病例进一步说明二者的临床鉴别要点。

病例一：女性，38岁，偶然发现右股骨病灶3个月。影像学表现为右股骨下端髓腔内钙化病灶，边界清楚，与周围的骨皮质不相接，皮质未受侵，皮质无膨胀。穿刺病理示内生软骨瘤。行病灶刮除、骨水泥填充术。术后病理示分叶状肿瘤性软骨，细胞较平静，局部细胞相对丰富，非典型性不明显，未见浸润，诊断为生长活跃的内生软骨瘤。

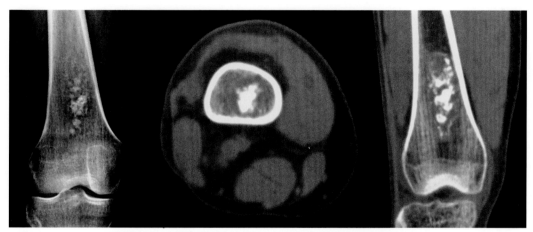

图4-7 病例一正位X线片、CT轴位骨窗和冠状位骨窗

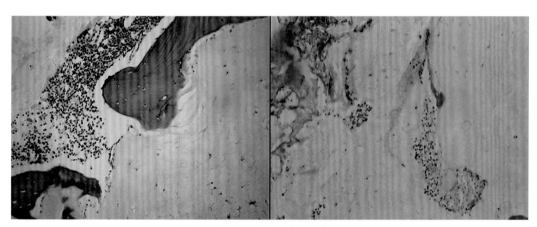

图4-8 病例一术后大体病理镜下表现

病例二: 女性，42岁，右膝部疼痛14个月。影像学表现为右股骨下段髓腔内可见钙化灶，与骨皮质紧密相接。穿刺病理示高分化软骨肉瘤。行瘤段截除、人工膝关节置换术。术后病理示可见到部分黏液变的透明软骨，细胞很少且安静，浸润板层骨小梁，诊断为低度恶性软骨肉瘤（I级）（图4-10）。

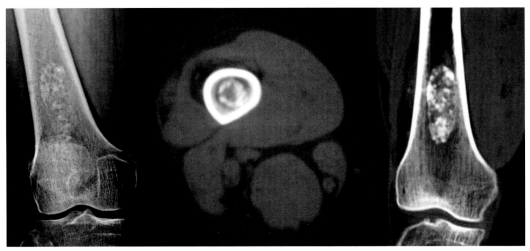

图4-9 病例二正位X线片、CT轴位骨窗和冠状位骨窗

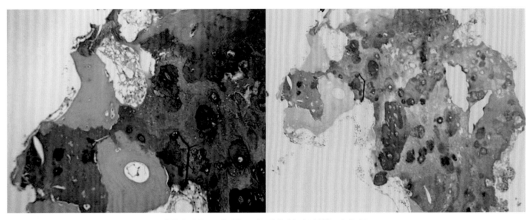

图4-10 病例二术后大体病理镜下表现

二、活检

关于是否再次活检问题，许多医生有不同的看法。有医生认为，已有会诊病理结果，现又有临床疼痛症状，影像学有骨破坏，临床诊断可以确立，可不行活检术而直接行瘤段截除人工关节置换术，同时可避免由活检所致的肿瘤软骨种植污染风险。也有医生认为：临床上内生软骨瘤与 I 级软骨肉瘤鉴别困难，即使在病理上也会出现这种情况，因此单纯依赖前次手术病理进行诊断会有误诊的可能，特别是如果考虑复发肿瘤有可能退分化为高度恶性肿瘤而需行瘤段截除时；为稳妥起见，应再次行活检术以确定诊断，再行手术治疗。另有病理医生提出：靠穿刺活检病理去鉴别内生软骨瘤和低度恶性的软骨肉瘤有很大的局限性，易引起误诊。这主要是由于穿刺病理取材有限，很多时候难以显示肿瘤与骨皮质之间是否有浸润关系。

手术

瘤段截除、人工髋关节定制型假体置换术。

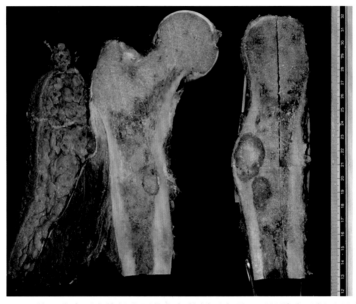

图 4-11　第 2 次术后大体标本冠状和矢状剖面表现，可见肿瘤已侵及骨皮质

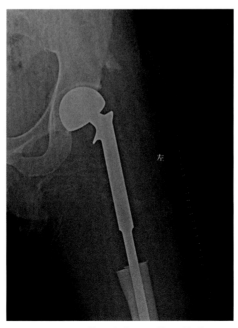

图 4-12　第 2 次术后正位 X 线片

术后病理

分叶性肿瘤性软骨，部分区域细胞分布密集，轻度非典型性，并见坏死，考虑内生软骨瘤恶变、低度恶性软骨肉瘤。

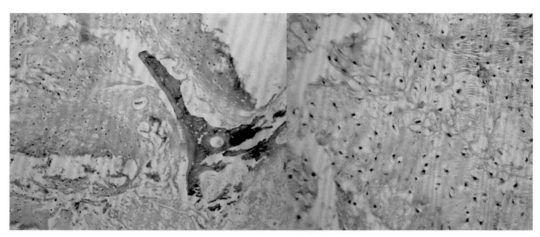

图 4-13 第 2 次术后大体病理镜下表现

讨论点（第三阶段）

一、最终诊断

二、关于治疗和随访问题

讨论精要（第三阶段）

一、最终诊断

本例患者是内生软骨瘤恶变还是起初就是低度恶性软骨肉瘤，有许多医生认为此患者一开始就是低度恶性的软骨肉瘤。因为单发内生软骨瘤仅有约 5% 左右的恶变率，且内生软骨瘤多为无意中发现、没有疼痛症状，并且此例患者影像学表现有皮质膨胀，说明皮质已受侵，只是恶性程度低、病程缓慢而已，符合低度恶性软骨肉瘤的影像学所见。

二、治疗和随访

1. 关于低度恶性软骨肉瘤的治疗问题，大部分学者认为应行广泛的切除，以达到广泛的外科边界[1]。但目前也有许多文献报道低度恶性软骨肉瘤可行扩大刮除术，其局部复发率与切除术相同，且复发与转移没有因果关系[2]。
2. 因为在临床上以及文献报道中低度恶性软骨肉瘤治疗后十余年复发的病例并不鲜见，所以低度恶性的软骨肉瘤术后要进行至少 10 年以上的随访。

共 识

1. 长骨的内生软骨瘤和低度恶性的软骨肉瘤要从临床症状、影像学皮质受累情况、病理学等三个方面进行鉴别。
2. 低度恶性的软骨肉瘤可行扩大刮除术而治愈。
3. 低度恶性的软骨肉瘤术后需要 10 年以上的随访时间。

误 区

1. 在诊断内生软骨瘤与低度恶性软骨肉瘤时，仅靠病理去鉴别，而没有做到临床、影像、病理三结合，造成误诊。
2. 简单地使用常规单纯的刮除术治疗Ⅰ级软骨肉瘤，而不同时使用其他辅助治疗手段以达成扩大刮除的目的。
3. 不进行长期的随访。

（杨发军　丁　易）

参考文献

[1] Davide Donati MD, Simone Colangeli MD, Marco Colangeli MD, et al. Surgical treatment of grade I central chondrosarcoma. Clin Orthop Relat Res, 2010, 468:581–589.
[2] Anne N. Normand MD, Christopher P. Cannon MD, Valerae O. Lewis MD, et al. Curettage of biopsy-diagnosed grade 1 periacetabular chondrosarcoma. Clin Orthop Relat Res, 2007, 459:146–149.

病 例 5

病史

男性，19岁，4个月前无明显诱因出现左大腿中段疼痛，以夜间疼痛为主，需口服止痛药才能入睡，无发热病史。

体格检查

左大腿中段前侧可触及肿块，质硬，可及压痛，边界不清，未见静脉曲张，皮温正常。左髋关节屈曲及外展稍受限。

化验检查

未见异常。

影像学检查

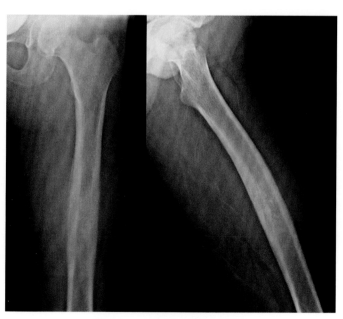

图 5-1 入院时正侧位 X 线片

讨论点（第一阶段）

一、诊断如何确定
二、进一步的检查手段

49

讨论精要（第一阶段）

一、诊断

1. 患者为 19 岁男性，疼痛病史 4 个月，夜间疼痛为主，无发热病史；X 线片显示病变是位于骨干的以溶骨为主的骨破坏，基质不均匀，边界不清，骨皮质有破坏，有骨膜反应，有软组织包块。根据临床及 X 线检查所见，初步考虑为恶性骨肿瘤的可能性大。

2. 由于病变位于骨干并有大量的层状骨膜反应，应与骨髓炎相鉴别。

二、进一步的检查手段

1. 局部检查应进一步行增强 CT、MRI 检查。

2. 全身检查应包括全身骨扫描、胸部平片、胸部 CT 等。

3. 骨肿瘤的诊断原则为临床、影像和病理三结合的原则，因此在所有的影像学检查完成后，应行病理学的活检。

影像学检查

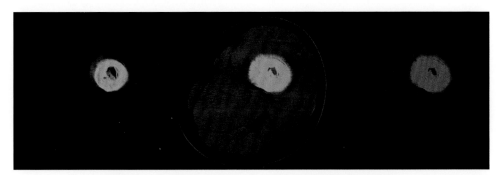

图 5-2　入院时 CT 轴位骨窗、软组织窗和软组织增强窗

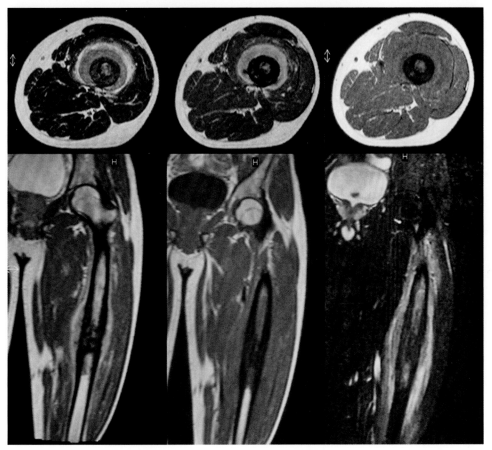

图 5-3　入院时 MRI 轴位 T1、T1 增强、T2 和冠状位 T1、T1 增强、T2 抑脂像

胸部 CT 未见异常。

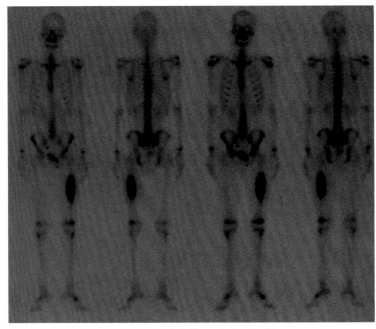

图 5-4 入院时 ^{99m}Tc 全身骨扫描

穿刺病理

松质骨骨小梁之间可见散在浸润生长的肿瘤细胞，细胞体积小，胞浆少，形似裸核，核圆，深染，未见核分裂象，未见坏死、肿瘤性成骨及软骨，首先考虑小细胞恶性肿瘤，Ewing 肉瘤可能性大。

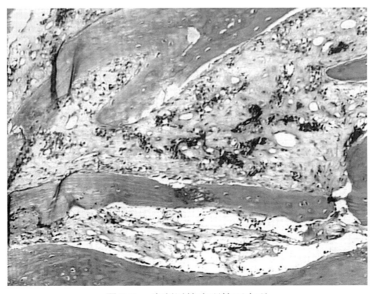

图 5-5 穿刺活检病理镜下表现

讨论点（第二阶段）

一、诊断如何确定
二、进一步的检查手段

讨论精要（第二阶段）

一、诊断

1. 根据临床、影像、病理三结合的原则，左股骨干小细胞恶性肿瘤诊断成立。但由于小细胞恶性肿瘤包括 Ewing 肉瘤、淋巴瘤、小细胞骨肉瘤等一大类恶性肿瘤。因为化疗方案不同，所以需要鉴别诊断。

2. 过去 Ewing 肉瘤诊断的免疫组化染色为 CD99 阳性，但是现在认为 CD99 阳性越来越不可靠。很多肿瘤都可以有一定比例出现 CD99 阳性。虽然 Ewing 肉瘤 CD99 阳性率很高，但是其他肉瘤也可以出现，所以 Ewing 肉瘤要很大程度上结合临床和影像学来进行判断。

3. 主要的鉴别诊断包括淋巴瘤、小细胞骨肉瘤等，但骨的淋巴瘤细胞相对来说较大，较容易诊断，所以主要是和小细胞骨肉瘤鉴别。

二、检查

有文献报道 Ewing 肉瘤有 8.7% 的骨髓转移，而小细胞骨肉瘤没有，因此骨髓穿刺可提供有用的鉴别方法。

骨髓穿刺

骨髓增生Ⅲ级，M:E=2.36:1。粒系55.5%，红系23.5%，淋巴细胞18.5%，形态结构大致正常。Ewing肉瘤细胞占2.5%。

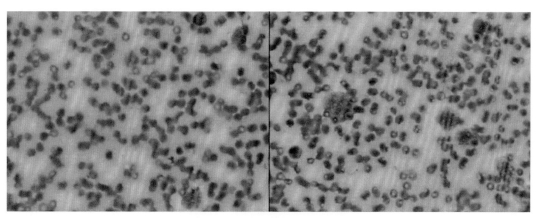

图5-6 骨髓穿刺病理镜下表现

讨论点（第三阶段）

一、最终诊断如何确定
二、治疗方案如何确定

=== 讨论精要（第三阶段） ===

一、最后诊断

1. 血液病理学医生认为骨髓涂片中的异型细胞是典型的 Ewing 肉瘤细胞。根据骨髓涂片可以鉴别小细胞骨肉瘤和 Ewing 肉瘤，因此诊断 Ewing 肉瘤骨髓转移成立。

2. 如果不行骨髓穿刺，Ewing 肉瘤须与小细胞骨肉瘤鉴别，当形态无法鉴别时，应行免疫组化检查如 CD99。

二、治疗方案

1. Ewing 肉瘤的局部控制可在化疗的保护下，根据影像学肿瘤所涉及的范围而行广泛的切除。

2. 对于骨髓转移的治疗主要靠全身的化疗。有学者提出行骨髓移植治疗骨髓转移，但 Ewing 肉瘤骨髓移植方面的大宗文献报道很少，效果也不明确，临床上很少采用。

术前化疗

IFO 3g/m^2 i.v. d1-5、d22-26。

ADM 30mg/m^2 i.v.

注：IFO——异环磷酰胺；ADM——多柔比星（阿霉素）

化疗后影像学检查

术前化疗后，患者临床疼痛症状明显缓解，局部肿胀消退，影像学上肿瘤缩小，肿瘤的边界变清晰。化疗效果评估为 PR（部分缓解）。

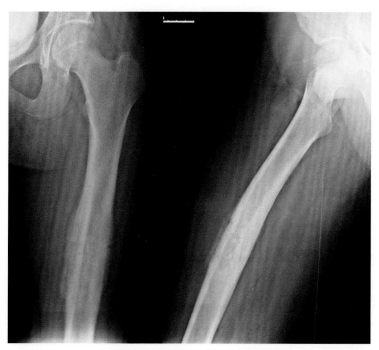

图 5-7 化疗后正侧位 X 线片

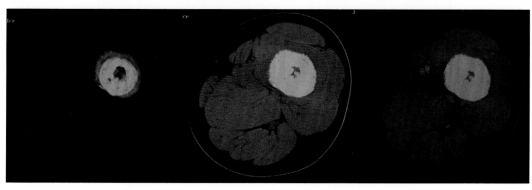

图 5-8 化疗后 CT 轴位骨窗、软组织窗和软组织增强窗

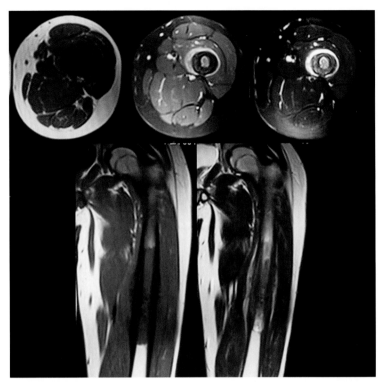

图 5-9　化疗后 MRI 轴位 T1、T1 增强 T2 抑脂和冠状位 T1、T2 像

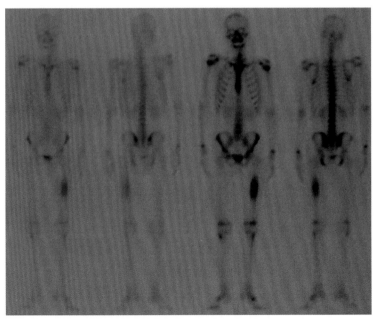

图 5-10　化疗后 ^{99m}Tc 全身骨扫描

化疗后骨髓穿刺

未见异常的骨髓细胞。

手术

由于肿瘤侵犯范围较长，截骨后所剩余的髓腔长度不能有效地固定人工假体髓针，故行瘤段截除、人工全股骨定制型假体置换术。

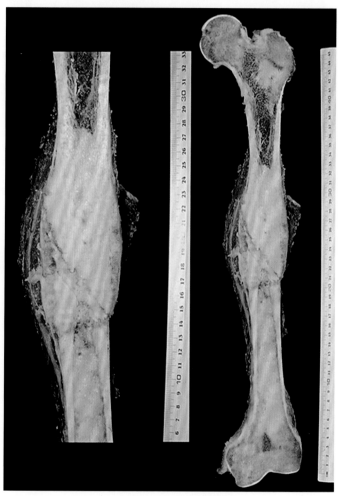

图 5-11 术后大体标本冠状剖面表现

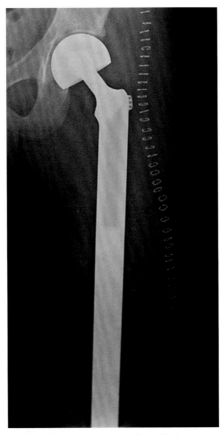

图 5-12　术后正位 X 线片

术后病理

可见水肿纤维化的组织和少量小细胞肿瘤成分，符合 Ewing 肉瘤化疗后改变。

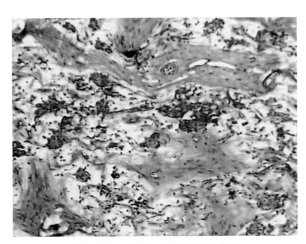

图 5-13　术后大体病理镜下表现

术后随访

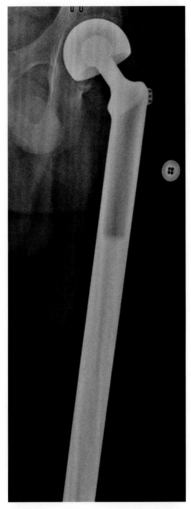

图 5-14 术后 84 个月正位 X 线片

讨论点（第四阶段）

一、手术治疗后重建方法的选择

二、对于预后的评估

讨论精要（第四阶段）

一、治疗

Ewing 肉瘤伴骨髓转移的患者手术治疗后的重建方法有如下几种观点：

1. 用大段异体骨或异体骨和人工关节复合物来进行重建。

2. 可以使用骨干型假体，要有很好的、足够的固定，又能做化疗，又能够早期负重。

3. 如果没有骨干型假体，考虑到患者的预后很差，如果使用异体骨，需等待愈合，其生活质量会很差；若要给患者一个好的生活质量，使患者能够早期下地活动，应行人工关节置换术。

4. 由于患者有骨髓转移，预后很差，可按转移癌的治疗方法进行治疗，提高患者的生存质量，即先做病灶刮除、骨水泥填充和髓内针内固定，然后行化疗，如果能够存活，再考虑二期行生物学重建。

二、预后

1. Ewing 肉瘤伴有骨髓转移的患者，预后很差。

2. 目前还没有文献描述关于 Ewing 肉瘤伴骨髓转移患者的预后问题。但该患者术后给予 AI 化疗方案（即异环磷酰胺和多柔比星单药序贯）12 次后，目前已存活（术后）84 个月。Ewing 肉瘤伴骨髓转移患者的预后需要更多的病例去证实。

共　识

1. Ewing 肉瘤在诊断时一定要注意病变范围的诊断，与其他原发恶性骨肿瘤不同的是，Ewing 肉瘤会有骨髓的转移，因此在临床上当诊断了 Ewing 肉瘤时，一定要做骨髓穿刺看有否骨髓转移[1, 2]。
2. Ewing 肉瘤伴骨髓转移在治疗方面应与 Ewing 肉瘤相同，行术前化疗、局部肿瘤广泛切除手术、术后化疗。
3. 目前关于 Ewing 肉瘤伴骨髓转移的预后还没有定论。

误　区

1. Ewing 肉瘤伴骨髓转移的预后很差，临床上忽视了行骨髓活检。
2. Ewing 肉瘤伴骨髓转移的预后有可能很差，而在局部处理时，外科边界达不到广泛切除的边界。

（杨发军　丁　易）

参考文献

[1] Madhumathi DS, Premalata CS, Devi VL et al.Bone marrow involvement at presentation in pediatric nonhaematological small round cell tumors. Indian J Pathol Microbiol, 2007 Oct;50(4):886-889.
[2] Lazda EJ, Berry PJ. Bone marrow metastasis in Ewing's sarcoma and peripheral primitive neuroectodermal tumor: An immunohistochemical study. Pediatr Dev Pathol, 1998 Mar-Apr;1(2):125-130.

病 例 6

病史

男性，44 岁，入院前 15 个月出现间断性右膝部疼痛，劳累后明显，入院前 3 个月加重。

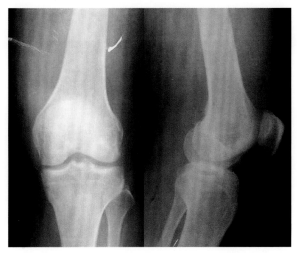

图 6-1 入院前 15 个月正侧位 X 线片

体格检查

跛行步态，右大腿下段未触及明显肿块，右膝关节活动度不受限。

影像学检查

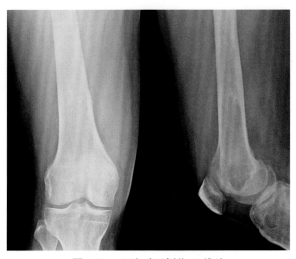

图 6-2 入院时正侧位 X 线片

65

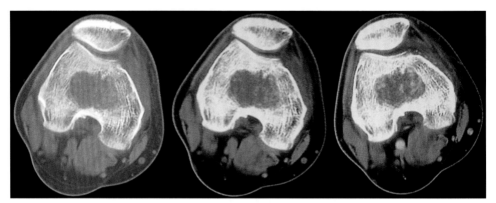

图 6-3　入院时 CT 轴位骨窗、软组织窗、软组织增强窗

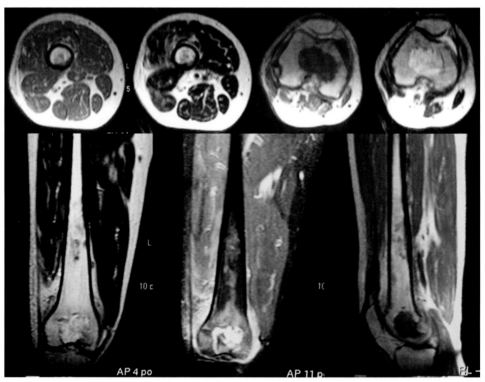

图 6-4　入院时 MRI 轴位近端 T1、T1 增强、远端 T1、T2 和冠状位 T1、T2 抑脂、矢状位 T1 像

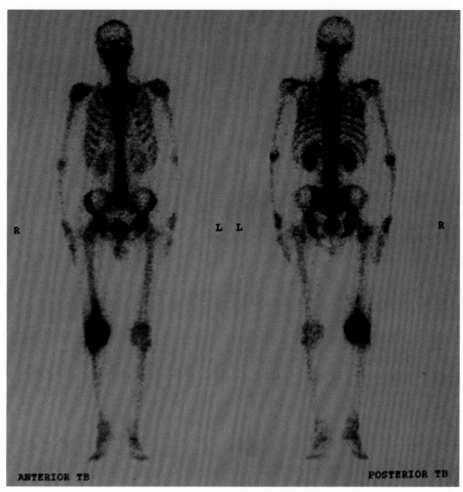

图 6-5 入院时 ^{99m}Tc 全身骨扫描

讨论点（第一阶段）

一、诊断如何确定

二、进一步的诊疗策略

讨论精要（第一阶段）

一、诊断

1. 患者为中年男性，慢性病程，说明病变呈现慢性发展。

2. 患者入院 15 个月前的 X 线显示右股骨远端的溶骨破坏不明显，但患者伴有疼痛症状，应行进一步局部检查如增强 CT 及 MRI 等。

3. 患者入院时的 X 线提示右股骨远端溶骨破坏较前明显，结合 CT 提示右股骨远端溶骨破坏，基质不均匀，伴高密度钙化灶，边界清晰，但无明显硬化，皮质无明显受侵表现；MRI 提示右股骨远端异常信号。考虑软骨系统来源肿瘤可能性大；全身骨扫描显示单发病灶。影像学提示软骨系统肿瘤，结合患者的病史，考虑为良性软骨系统肿瘤；但其逐渐加重的症状也应警惕低度恶性的可能。

二、诊疗策略

1. 应在完善局部及全身影像学检查后，行局部病理活检来确定诊断，诊断明确后再确定具体治疗方案。

2. 骨与软组织肿瘤的诊断需要临床、影像、病理三结合，尤其是软骨系统来源肿瘤，高分化软骨肉瘤和活跃的内生软骨瘤在病理上有时很难区分，需要结合临床和影像学来判定病灶的侵袭性。

穿刺病理

分叶软骨组织，富于黏液，细胞成分少，局灶细胞核大，轻度异形性，少量多核巨细胞，初步考虑成软骨性肿瘤，内生软骨瘤可能性大。

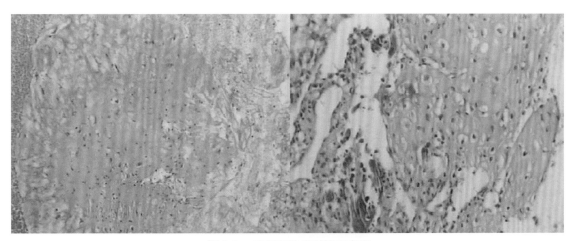

图 6-6　穿刺活检病理镜下表现

手术

考虑到即便是高分化软骨肉瘤（仅限于肢体）也可行扩大刮除手术，行病灶刮除、异体骨植骨术。

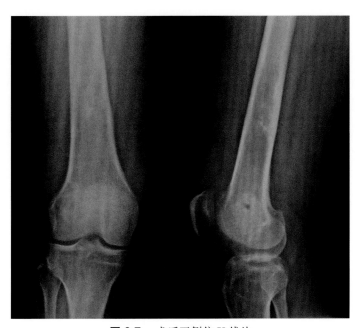

图 6-7　术后正侧位 X 线片

术后病理

分叶软骨组织，细胞成分少，异形性不明显，黏液样间质，符合内生软骨瘤，但不能除外高分化软骨肉瘤。

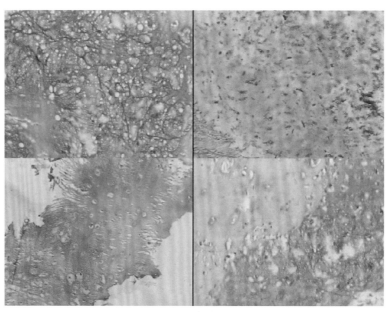

图 6-8 术后大体病理镜下表现

术后随访

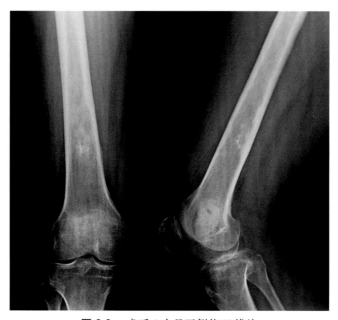

图 6-9 术后 4 个月正侧位 X 线片

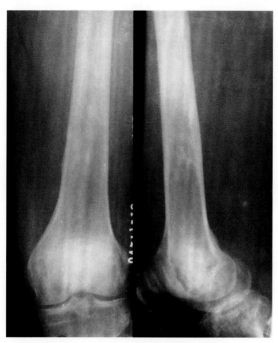

图 6-10 术后 10 个月正侧位 X 线片

病史（第二次）

患者第二次入院前 3 个月（术后 12 个月）再次出现右膝部疼痛。

影像学检查（第二次）

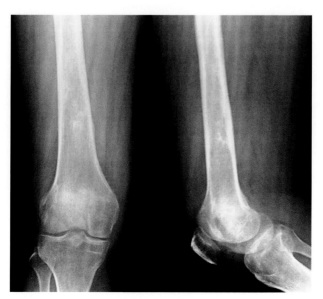

图 6-11 第 2 次入院时正侧位 X 线片（第一次术后 15 个月）

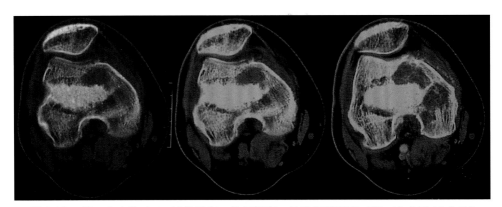

图 6-12　第 2 次入院时 CT 轴位骨窗、软组织窗、软组织增强窗（第一次术后 15 个月）

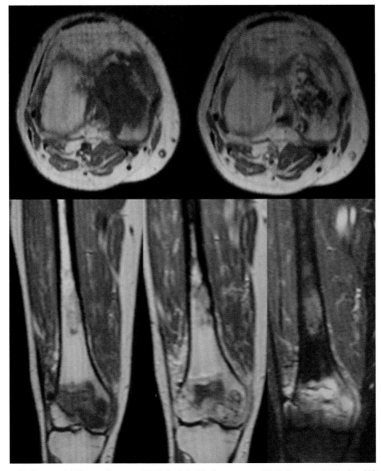

图 6-13　第 2 次入院时 MRI 轴位 T1 像、T1 增强像和冠状位 T1、T1 增强像、T2 抑脂像（第一次术后 15 个月）

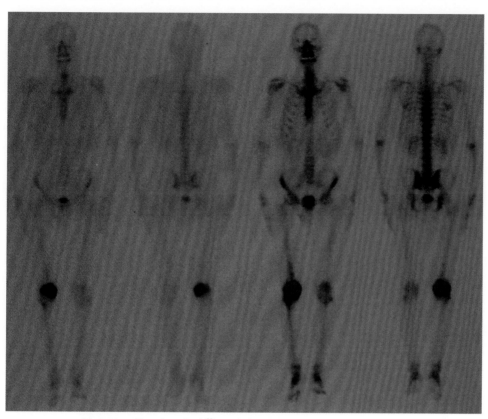

图6-14 第2次入院时 ^{99m}Tc 全身骨扫描（第一次术后15个月）

讨论点（第二阶段）

一、诊断如何确定

二、肿瘤侵犯范围如何判断

三、进一步的治疗策略

讨论精要（第二阶段）

一、诊断

1. 股骨远端软骨系统来源肿瘤，第一次术后病理提示：符合内生软骨瘤，不能除外高分化软骨肉瘤。肢体长管状骨内生软骨瘤与高分化软骨肉瘤在病理上不易鉴别，需结合临床及影像学进一步明确。此患者术后 1 年出现右膝部再次疼痛，影像学提示肿瘤复发，临床、影像、病理三者结合需考虑为软骨肉瘤复发。
2. 仍然应该进行细致的影像学检查如局部加强 CT、MRI 等来判断肿瘤侵及范围。

二、范围判断

1. 包含两部分内容，即局部范围和全身情况，因此需要做局部细致的影像学检查如 CT、MRI，全身检查包括全身骨扫描、胸部 CT。
2. 肿瘤局部的侵犯范围可参考增强 CT 及 MRI，此患者在股骨远段偏骨干部可见病灶，与股骨远端病变间有正常髓腔间隔，需考虑有跳跃病灶可能。

三、治疗策略

1. 考虑诊断软骨肉瘤术后复发诊断明确，应行肿瘤广泛切除后重建。
2. 此患者需注意股骨干"跳跃病灶"，瘤段截除范围应将此病灶包括在内。

手术（第二次）

瘤段截除，人工膝关节假体置换术。

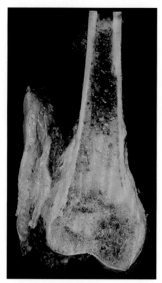

图 6-15　第 2 次术后大体标本冠状剖面表现

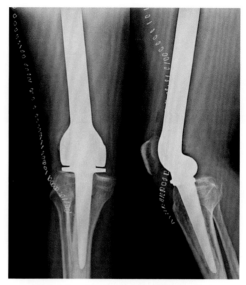

图 6-16　第 2 次术后正侧位 X 线片

术后病理（第二次）

股骨远端为软骨肉瘤；髓内钙化灶为坏死的松质骨，骨小梁之间可见坏死的肿瘤性软骨。

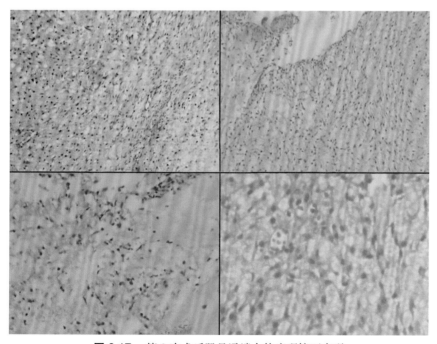

图 6-17　第 2 次术后股骨远端大体病理镜下表现

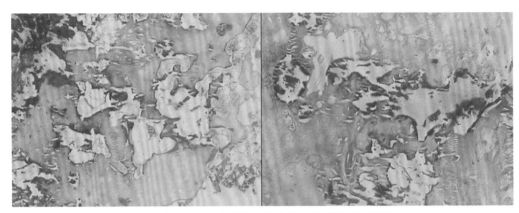

图 6-18　第 2 次术后髓内钙化灶大体病理镜下表现

共　识

1. 长管状骨的内生软骨瘤和低度恶性的软骨肉瘤要从临床症状、影像学皮质受累情况、病理学等三个方面进行鉴别[1, 2]。
2. 软骨肉瘤术后需要定期密切随访，其可在术后较长时间复发，需要 10 年以上的随访时间[3]。

误　区

1. 在诊断时，临床、影像、病理不能三结合，从而造成误诊。
2. 肿瘤局部的侵犯范围评价不仔细，漏掉跳跃灶。
3. 不能定期随访，不能坚持 10 年以上的随访。

（赵海涛　张　清）

参考文献

[1] Ryzewicz M, Manaster BJ, Naar E, et al. Low-grade cartilage tumors: diagnosis and treatment. Orthopedics. 2007 Jan;30(1):35-46.

[2] Wang XL, De Beuckeleer LH, De Schepper AM, et al. Low-grade chondrosarcoma vs enchondroma: challenges in diagnosis and management. Eur Radiol. 2001;11(6):1054-1057.

[3] Angelini A, Guerra G, Mavrogenis AF, et al. Clinical outcome of central conventional chondrosarcoma. J Surg Oncol. 2012 Dec;106(8):929-937.

病 例 7

病例一

病史

男性，24 岁，入院 3 个月前无明显诱因出现右膝疼痛，1 个月前疼痛加重，伴外侧肿胀。

体格检查

右大腿下段外侧略肿胀，轻压痛，未触及肿块，局部皮温稍高，皮色正常，未见破溃及静脉曲张，右膝关节屈曲稍受限。

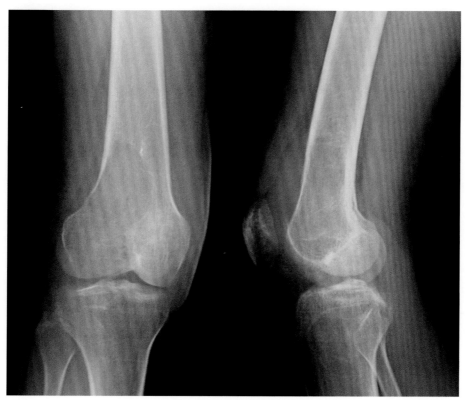

图 7-1　病例一入院时正侧位 X 线片，显示右股骨远端骨端溶骨性破坏，基质尚均匀，未见明显骨化及钙化，边界清楚，外侧皮质变薄，未见骨膜反应和软组织包块

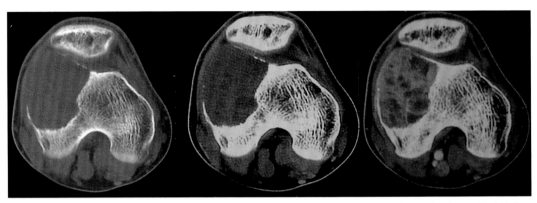

图 7-2 病例一入院时 CT 轴位骨窗、软组织窗、软组织增强窗，显示右股骨远端溶骨性破坏，基质均匀，无矿化，皮质膨胀变薄，增强后可见不均匀强化

穿刺病理

富含良性破骨细胞样多核巨细胞的肿瘤。多核巨细胞数量多、体积大、核数量多，单核基质细胞呈梭形及多边形，轻 - 中度异型性，未见坏死及肿瘤性成骨及软骨，诊断考虑骨巨细胞瘤。

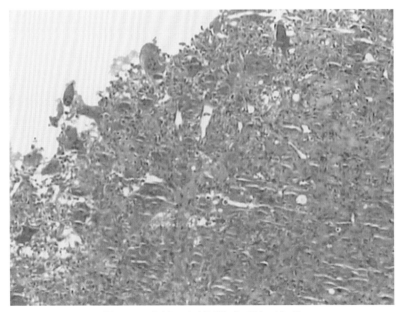

图 7-3 病例一穿刺活检病理镜下表现

病例二

病史

男性，54岁，入院1周前骑自行车时从自行车上摔下，即出现左大腿下段疼痛、活动受限。

体格检查

左大腿下段略肿胀，后侧压痛明显，未触及肿块，局部皮色及皮温正常，未见破溃及静脉曲张，左膝关节因疼痛活动明显受限。

影像学检查

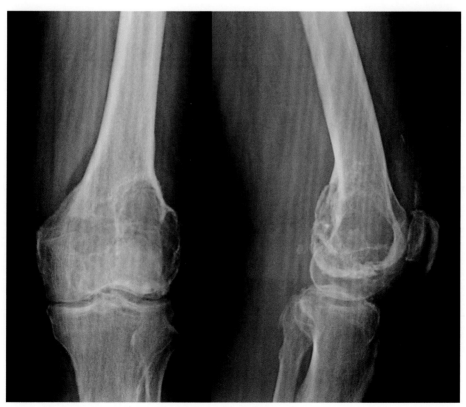

图 7-4 病例二入院时正侧位 X 线片，显示左股骨远端骨端溶骨性破坏，基质尚均匀，未见明显骨化及钙化，边界清楚，骨皮质有膨胀，未见骨膜反应和软组织包块

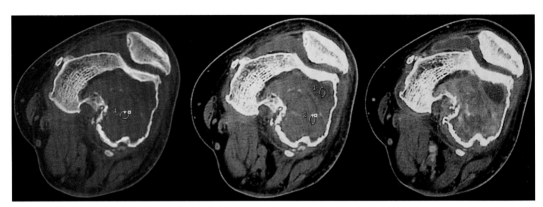

图 7-5 病例二入院时 CT 轴位骨窗、软组织窗、软组织增强窗，显示左股骨远端溶骨性破坏，基质均匀，无矿化，皮质膨胀变薄，增强后可见不均匀强化，病变突破股骨髁后方皮质

穿刺病理

梭形细胞密集，少量多核巨细胞，诊断考虑骨巨细胞瘤，细胞生长活跃。

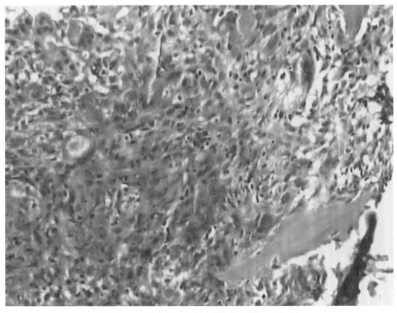

图 7-6 病例二穿刺活检病理镜下表现

讨论点

一、诊断和分期如何

二、治疗方式如何选择

讨论精要

一、诊断和分期

1. 这两个病例都是中青年人群，影像学均显示长骨骨端发病的溶骨性骨破坏，基质均匀、边界清楚，有骨皮质膨胀，未见明显的骨皮质破坏和软组织包块，穿刺病理均提示骨巨细胞瘤。根据临床、影像、病理三结合的原则，这两个病例的诊断明确，都是股骨远端的骨巨细胞瘤。

2. 按照 Ennecking 的外科分期原则，骨巨细胞瘤属于良性肿瘤的 3 期（aggressive）。

二、治疗

1. 骨巨细胞瘤是良性但侵袭性很强的肿瘤，可出现显著的骨皮质破坏，甚至出现软组织包块。其侵袭性还表现在易局部复发、部分患者还会出现转移。在美国和欧洲，骨巨细胞瘤占所有原发肿瘤的 5%[1]，而在中国骨巨细胞瘤更为多见，约占所有原发肿瘤的20%。骨巨细胞瘤的好发年龄为 20～40 岁。大部分骨巨细胞瘤可以通过囊内切除、扩大刮除得到良好的局部控制。

2. 由于骨巨细胞瘤侵袭性强，其反应区与正常组织呈犬牙交错状，肿物边缘部分硬化且高低不平，单纯普通刮匙很难把所有界面都刮到，极易残留肿瘤而导致复发，早期这种刮除术后的复发率可高达 50% 以上。近年来随着对肿瘤认识的提高，扩大刮除术的概念逐渐被广泛接受。扩大刮除术除了使用各种大小的刮匙，还包括使用磨钻打磨瘤床基底 1～2cm，氩气刀、液氮或苯酚等辅助方式处理瘤床，脉冲式冲洗枪冲洗等。所有这些措施的目的就是尽可能地消除残留的肉眼不可见的肿瘤细胞；扩大刮除术的另一个关键点就是开窗一定要足够大，以保证整个病灶处于术者视野之内[2]。另外术中计算机辅助导航技术的应用也有助于精确确定病灶范围，从而协助确定刮除的范围。

3. 对于骨巨细胞瘤刮除术后的重建，通常使用骨水泥填充空腔并结合内固定的措施。与填充自体骨或异体骨相比，填充骨水泥有利于早期活动，也利于早期发现复发；而骨移植后的骨吸收经常很难与骨巨细胞瘤复发鉴别。另一方面，由于骨巨细胞瘤好发于骨端，靠近关节面，软骨下骨经常会被彻底打磨去除，不但软骨营养支持受到影响，而且骨水泥直接接触软骨增加了软骨所受的应力，这些因素均有可能增加远期骨性关节炎的风险。因此为保护关节软骨，可以在软骨下填充厚度 1cm 的异体松质骨[3]。

4. 扩大刮除术后的复发率约 5%。然而在一些不规则的部位如股骨近端复发率可达 30% 以上，这主要是由于解剖结构所致不能在病灶上下界充分开窗，无法保证整个病灶都在视野之内。病例一肿瘤位于股骨远端，病灶边界清楚，通过扩大刮除可以彻底去除病灶，填充骨水泥和异体骨实现局部重建，同时使用内固定，获得满意的疗效。

5. 对于伴有骨皮质破坏严重、有移位的病理性骨折、难以彻底刮除病灶或者是发生在可以切除的骨骼如腓骨或尺骨的骨巨细胞瘤，通常需要进行切除治疗。在病例二中，股骨远端后方及关节软骨有部分破损，为彻底去除病变，同时考虑到患者年龄偏大，可以选择瘤段切除、特制人工关节置换术。但人工关节重建后需要面对人工关节松动、断裂等继发问题而需要翻修，文献报道[4]58% 的肿瘤型人工关节长期随访后最终需要翻修。对于年轻的、尤其是可以长期存活的骨巨细胞瘤患者采用人工关节重建时需要格外慎重，因为患者在有生之年可能需要面对多次人工关节翻修的问题。

治疗情况

病例一

手术

病灶刮除、骨水泥填充、异体骨植骨、钢板内固定术。

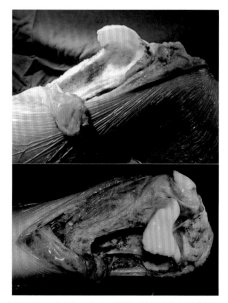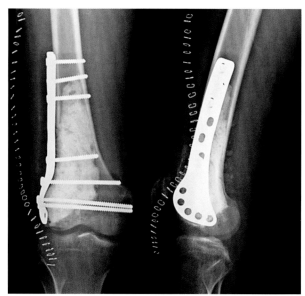

图 7-7　病例一术中刮除后外侧和前侧所见　　　　图 7-8　病例一术后正侧位 X 线片

术后病理

多核巨细胞数量多、体积大、核数量多，单核基质细胞呈梭形及多边形、轻 - 中度异型性、可见核分裂象，未见肿瘤性成骨及软骨，可见囊性变及出血，诊断考虑骨巨细胞瘤。

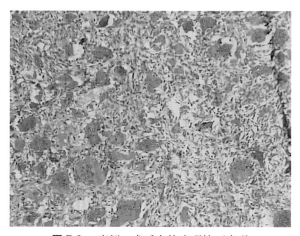

图 7-9　病例一术后大体病理镜下表现

病例二

手术

瘤段截除、人工膝关节定制型假体置换术。

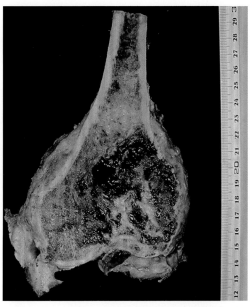

图 7-10　病例二术后大体标本冠状剖面表现

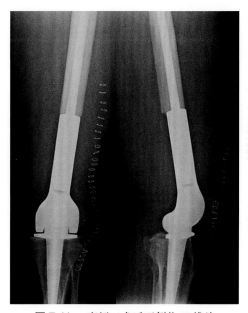

图 7-11　病例二术后正侧位 X 线片

术后病理

成片的坏死及退变肿瘤组织，仅见局灶性富含多核巨细胞的肿瘤组织，单核细胞为非经典骨巨细胞单核细胞而成梭形，核有一定的异型性，偶见核分裂，诊断考虑骨巨细胞瘤。

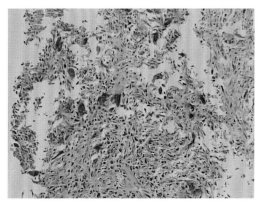

图 7-12　病例二术后大体病理镜下表现

共 识

1. 完善检查、明确诊断及病变范围是肿瘤治疗的前提，只有了解了疾病的分期，才能够进行恰当的治疗。
2. 骨巨细胞瘤的刮除治疗需要开窗足够大，可充分显露病灶，同时使用磨钻打磨病变周围孔隙和硬化缘，达到扩大切刮的目的，从而实现边缘切除的外科切除边界；另外，辅助治疗措施如苯酚、氩气刀等均有助于消除残存的肿瘤细胞从而降低复发率。
3. 骨巨细胞瘤的大段切除、人工关节假体重建治疗需严格掌握手术指征。
4. 骨巨细胞瘤术后近期可出现复发或转移，远期可出现恶变，需要长期随访。

误 区

1. 骨巨细胞瘤的手术治疗仅进行简单刮除术。
2. 由于发病部位邻近关节，开窗时有可能去除侧副韧带的附着点，因此减小开窗范围。
3. 虽然肿瘤已侵及软骨下骨，因为担心软骨下骨的缺失和关节软骨的受损而不进行软骨下骨的充分去除，从而缩小了手术边界。
4. 不进行肿瘤侵犯范围的分析，不严格掌握切除的适应证，而盲目进行大段切除、人工假体重建，增加远期并发症的发生概率。

（徐立辉　张　清）

参考文献

[1] Michael A. Simon, Dempsey Springfield. Surgery for bone and soft-tissue tumors. Philadelphia-New York: Lippincott Raven, 1998.
[2] Enneking WF. Musculoskeletal tumor surgery. New York: Churchill Livingstone, 1983.
[3] Campbell WC, Canale ST, Beaty JH. Campbell's operative orthopedics. Philadelphia, PA: Mosby/Elsevier, 2008.
[4] Kinkel S, Lehner B, Kleinhans JA, et al. Medium to long-term results after reconstruction of bone defects at the knee with tumor endoprostheses. J Surg Oncol. 2010;101(2):166-169.

第二章　胫骨肿瘤

病 例 8

病史

男性，17 岁，2 个月前无明显诱因出现右膝疼痛、肿胀，逐渐加重。

体格检查

右小腿上段前侧肿胀，未见静脉曲张，皮温高，可触及肿块、质硬，压痛，边界不清。右膝关节无活动受限。周径差 3 cm。

影像学检查

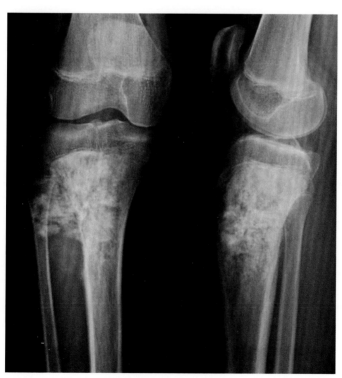

图 8-1　入院时正侧位 X 线片，显示右胫骨近端干骺端成骨性破坏，边界不清，骨皮质破坏，可见骨膜反应和软组织包块

讨论点（第一阶段）

一、诊断如何确定
二、进一步的诊疗策略

讨论精要（第一阶段）

一、诊断

1. 骨肿瘤诊断应遵循临床、影像、病理三结合。
2. 临床表现：症状、体征。骨肿瘤没有特异性症状和体征。常见症状有疼痛、肿胀、功能障碍。体征有：局部肿胀、静脉曲张、皮温高、包块等。
3. 实验室检查：AKP（碱性磷酸酶）、LDH（乳酸脱氢酶）。
4. 影像学检查：X线片、局部加强CT、MRI、ECT（全身骨扫描）、胸部CT。
5. 病理学检查：病灶组织病理活检。

二、诊疗策略

1. 首先完成实验室和影像学检查。
2. 病灶穿刺活检。原则：①完成各种影像学（X线摄片、增强CT、MRI、全身骨扫描和胸部CT）检查后进行；②由手术医生或同一团队的医生完成操作；③穿刺点位于外科手术的入路上；④避开主要神经、血管，经肌肉进入；⑤行程越短越好；⑥取肿瘤活跃部位；⑦压迫止血。

实验室检查

AKP：284 IU/L（正常值 0 ~ 90IU/L）。

LDH：161 IU/L（正常值 109 ~ 245IU/L）。

影像学检查

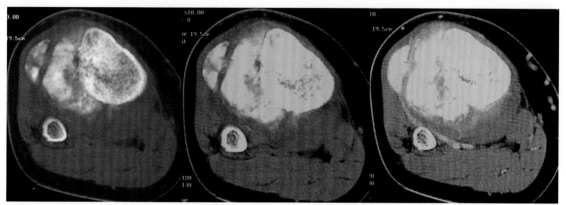

图 8-2 入院时 CT 轴位骨窗、软组织窗和软组织增强窗，可见右胫骨近端干骺端成骨性骨破坏，边界不清，有大量成骨，有骨膜反应和软组织包块，软组织包块强化明显

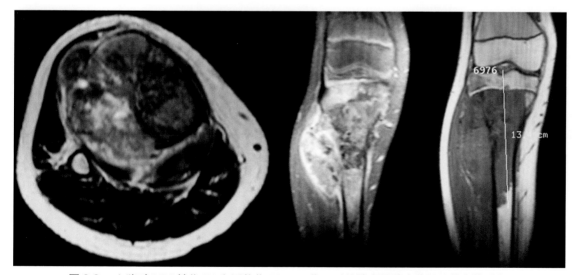

图 8-3 入院时 MRI 轴位 T1 和冠状位 T2、T1 像，可见肿瘤的髓内范围及其水肿反应区

胸部 CT 未见异常。

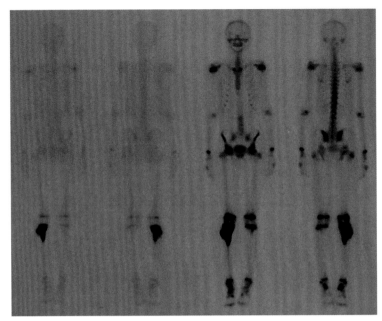

图 8-4　入院时 ^{99m}Tc 全身骨扫描，显示右胫骨近端异常浓聚

穿刺病理

异型性及多形性明显的肿瘤细胞间有大量骨样组织，肿瘤渗透宿主板层骨，符合骨肉瘤。

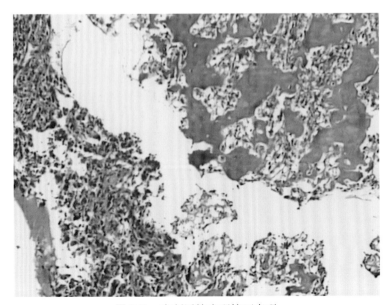

图 8-5　穿刺活检病理镜下表现

讨论点（第二阶段）

一、诊断要点

二、治疗策略

讨论精要（第二阶段）

一、骨肉瘤诊断要点

1.临床　青少年好发，以长骨干骺端为好发部位。主要症状为疼痛、肿胀、活动障碍。

2.实验室检查　部分病例 AKP、LDH 升高，动态变化更有意义。

3.影像学　X 线片可见长骨干骺端骨破坏，基质不均匀，有成骨，边界不清楚，皮质有破坏，有骨膜反应和软组织包块。CT 除可见上述表现外，还显示肿瘤有明显强化，溶骨区 CT 值平扫为 67，强化后为 121。根据全身骨扫描和胸部 CT 来判断是否多发及转移。但是全身骨扫描浓集处必须要做进一步检查（包括 X 线片、CT、活检等）来确诊。

4.组织学　恶性肿瘤细胞直接成骨。

二、骨肉瘤治疗策略：新辅助化疗

1.术前化疗　骨肉瘤一线化疗药物及剂量为：①大剂量甲氨蝶呤-甲酰四氢叶酸解救，$8 \sim 12g/m^2$。②异环磷酰胺 $3g/m^2 \times 5$ 天。③多柔比星 $30mg/m^2 \times 3$ 天。④顺铂 $120mg/m^2$。其中甲氨蝶呤要检测血药浓度，疗效与 0 小时峰浓度相关，严重的毒副反应需监测 24、48、72 小时血药浓度以了解其代谢情况。

2.化疗评估及手术　术前化疗 4 个周期，然后评估化疗效果，决定手术方案。化疗效果需从临床和影像学两方面评估。

3.术后化疗　术后进行 12 周期基本化疗，再巩固 6 周期，共 18 周期。

术前化疗

IFO 3g/m², d 1 ~ 5；MTX 10g/m²，d 15；IFO 3g/m²，d 29 ~ 33；MTX 10g/m²，d 42

注：IFO——异环磷酰胺；MTX——甲氨蝶呤。

化疗后症状

疼痛、肿胀减轻。

化疗后体格检查

周径差：化疗前为 3cm，化疗后为 1.5cm。

化疗后化验检查

AKP：145IU/L；LDH：125IU/L。

化疗后影像学检查

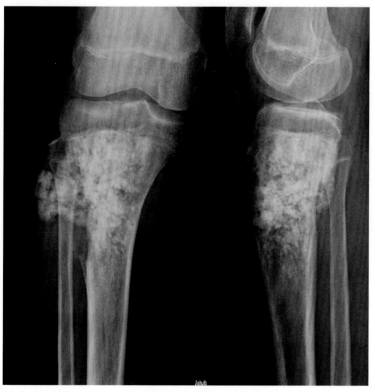

图 8-6　化疗后正侧位 X 线片，显示肿瘤骨化增多，虽然软组织包块未缩小，但边界清楚

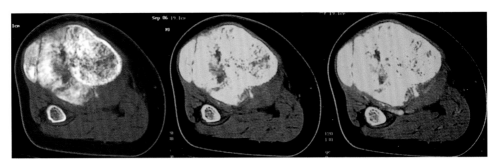

图 8-7　化疗后 CT 轴位骨窗、软组织窗和软组织增强窗，显示肿瘤骨化增多，边缘清楚

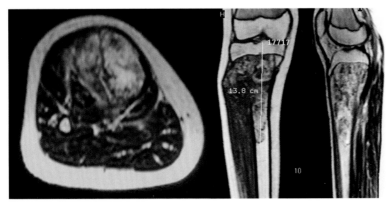

图 8-8　化疗后 MRI 轴位 T1、冠状位 T1 和矢状位 T1 像，显示肿瘤髓内长度为 13.8cm，水肿区消失，边界清楚

胸部 CT 未见异常。

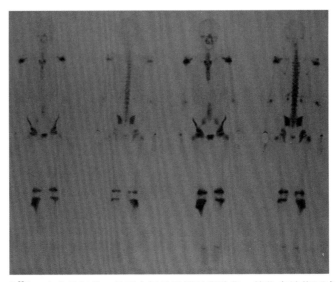

图 8-9　化疗后 ^{99m}Tc 全身骨扫描，显示右胫骨近端异常浓集，较化疗前范围减小、程度减轻

讨论点（第三阶段）

一、化疗效果的评估

二、手术方案的制订

讨论精要（第三阶段）

一、术前化疗效果评估

1.临床：症状减轻，周径差减小。

2.实验室检查：AKP、LDH 下降。

3.影像学：X 线及 CT 示肿瘤边界清楚，骨化增多；MRI 示水肿区消失；全身骨扫描示同位素浓集范围减小或摄取量减小。

该患者从以上三方面都表现为化疗有效。

二、治疗方案

1.化疗有效，主要的神经、血管未受累，可以保肢，行肿瘤广泛切除、特制人工假体置换术。

2.术前计划即手术切除范围

前内侧梭形切除活检道，从皮下游离；前外侧从皮下游离，切除胫前肌为前外侧软组织袖；由于胫前血管在上胫腓处紧邻肿瘤，不能保留，外侧胫前血管和腓骨上端一并切除；后侧腘肌为软组织袖，在腘动脉分叉处结扎胫前血管。近端距附丽 1cm 处切断髌韧带，从股骨侧切断关节囊、交叉韧带、双侧侧副韧带；远端距膝关节 17cm（肿瘤 13.8cm）处截断胫骨、14cm 处截断腓骨。

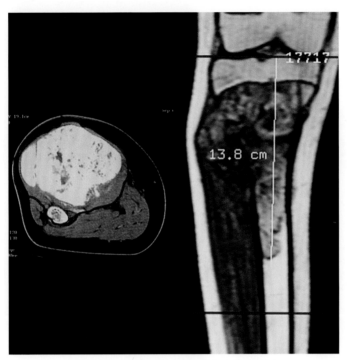

图 8-10　影像学的肿瘤范围及手术计划

3.术中要点及难点

（1）前方需梭形切除活检道，直接从皮下游离，保证前方外科边界。

（2）胫腓骨近端间有肿瘤，所以手术时要截除腓骨上段，而不是从上胫腓关节间分离，这样可以确保胫腓骨间肿瘤的安全边界。

（3）胫前血管紧邻肿瘤，不能保留，前方在胫骨截骨处结扎，后方在腘血管分叉处结扎，确保此处为广泛的外科边界。

4.术后切除范围评价

术后标本检查手术切除范围，达到了术前设计的广泛的外科边界。同时在断端髓腔、交叉韧带附丽、髌韧带附丽、腘肌等高危处单独取材送病理，证实此处肿瘤未侵犯，确保手术达到了术前设计的广泛的外科边界。

手术

瘤段截除、人工膝关节定制型假体置换术

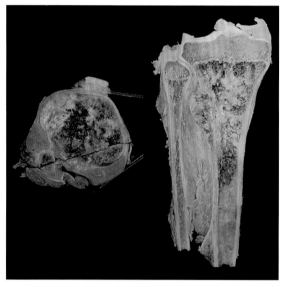

图 8-11 术后大体标本横断和冠状剖面表现

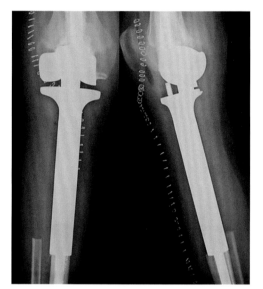

图 8-12 术后正侧位 X 线片

术后病理

纤维化肉芽伴有散在的钙化灶，炎细胞浸润，未见肯定的肿瘤细胞结构，符合骨肉瘤化疗后反应。

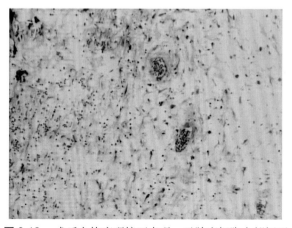

图 8-13 术后大体病理镜下表现，示肿瘤细胞全部坏死

术后化疗

1. IFO-MTX-ADM-IFO-MTX-DDP，休息 1 个月。

2. IFO-MTX-ADM-IFO-MTX-DDP，休息 3 个月。

3. IFO-MTX-ADM，休息 3 个月。

4. IFO-MTX-DDP，共 18 周期。

注：MTX——甲氨蝶呤；IFO——异环磷酰胺；ADM——多柔比星（阿霉素）；DDP——顺铂。

随访

1. 时间：术后第 1、2 年每 3 个月一次。术后第 3 年每 4 个月一次。术后第 4、5 年每 6 个月随访一次。此后每年随访一次。

2. 复查内容：局部 X 线片、B 超、胸部 CT、全身骨扫描。

3. 本例患者术后定期复查，术后 60 个月复查时 B 超未见软组织有肿瘤复发、胸部 CT 示无肺转移、全身骨扫描示无骨骼转移。

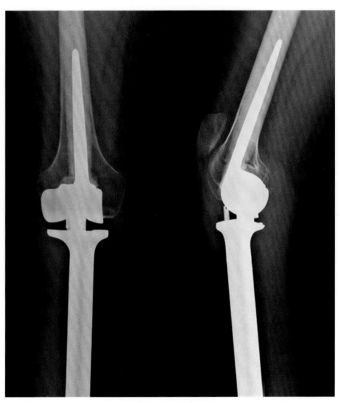

图 8-14　术后 60 个月正侧位 X 线片，显示假体无松动、骨及软组织未见肿瘤复发

共　识

1. 骨肉瘤的诊断原则是临床、影像、病理三结合，在完成全部影像学检查之后再进行穿刺活检。
2. 骨肉瘤的标准治疗方案是新辅助化疗，即术前化疗—手术—术后化疗。制订手术方案的原则是肿瘤广泛切除，无论截肢还是保肢，广泛的外科边界是医生必须遵循的原则。
3. 规律化疗是提高骨肉瘤生存率的保障，骨肉瘤一线化疗药物包括大剂量甲氨蝶呤、异环磷酰胺、多柔比星和顺铂。
4. 定期随访，可以早期发现肿瘤复发或转移，及早处理，提高治愈率[1, 2]。

误　区

1. 影像学典型，就直接进行外科治疗，术前无组织学检查。
2. 影像学检查不齐全就进行病灶的组织病理活检，以病理活检作为诊断的捷径，而忽视了临床、影像、病理三结合的原则。
3. 为了追求保肢，而牺牲肿瘤外科分期要求的切除边界。
4. 化疗不规律，影响治愈率。

（鱼锋　张清）

参考文献

[1] 牛晓辉, 王洁. 经典型骨肉瘤诊断与治疗路径. 中国骨肿瘤骨病, 2010,9(2):97-101.
[2] Picci P. Osteosarcoma (osteogenic sarcoma). Orphanet J Rare Dis. 2007 Jan 23;2:6.

病 例 9

病史

女性，17 岁。急诊入院，18 小时前无明显诱因出现左小腿上端剧烈疼痛、活动受限，间断发作，夜间明显，逐渐加重。

体格检查

左下肢跛行步态，左小腿近端内侧稍肿胀，局部压痛，皮温较对侧高，未见静脉怒张，未及波动感。左膝关节活动如常。

影像学检查

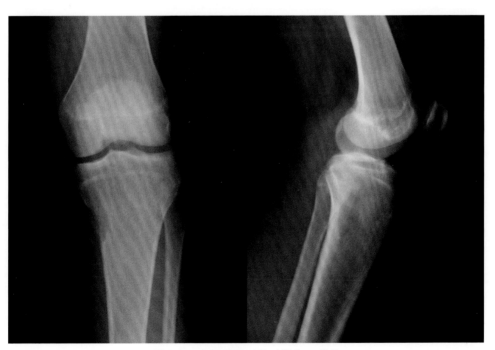

图 9-1　急诊就诊时的正侧位 X 线片

讨论点（第一阶段）

急诊初诊时的诊断策略

讨论精要（第一阶段）

诊断

1. 一般情况下骨肿瘤患者不会出现急性症状，急性症状多出现于病理性骨折、肿瘤破裂出血等情况。该患者症状为急性表现，首先应考虑是否有病理性骨折的问题，并且应详细询问病史是否有致病诱因。体格检查的结果并不支持病理性骨折的可能。患者的急性疼痛也不应忽视急性骨髓炎的可能，而急性骨髓炎常有明显的局部红、肿、热、痛等感染性表现和相应的发热、白细胞升高等全身表现。

2. 在急诊情况下，X 线片简单快速，为诊断首选，可以了解骨质破坏的情况和有无病理性骨折。该患者 X 线片显示左胫骨近端偏内侧溶骨破坏，边界尚清，骨皮质破坏及软组织包块情况不好判断，但没有骨皮质不连续（病理性骨折），因此并没有急诊处理的指征。如果有条件，也可以行 CT 检查以了解骨质破坏的细微情况。

3. 诊断骨破坏应该成立，下一步应收住入院继续细化影像学检查，包括加强 CT 和 MRI，再视病灶的破坏特点决定是否进行病理学检查。

影像学检查

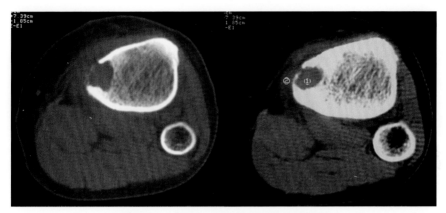

图 9-2 入院时 CT 轴位骨窗和软组织窗

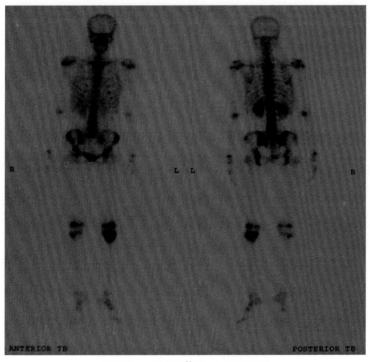

图 9-3 入院时 ^{99m}Tc 全身骨扫描

肺 CT 未见异常。

讨论点（第二阶段）

进一步的诊断策略

讨论精要（第二阶段）

诊断

1. 细化的局部影像学检查至少应包括加强 CT。加强 CT 显示左胫骨近端偏内侧溶骨破坏，基质尚均匀，边界尚清，可见皮质破坏，软组织包块不明显，这种影像学表现不好鉴别肿瘤的良恶性，但鉴于其存在一些恶性征象，结合年龄及发病部位，仍应警惕恶性肿瘤的可能性。

2. 鉴别诊断应包括皮质起病的纤维皮质缺损、软骨黏液样纤维瘤等。

3. 除局部影像学检查外，如果考虑是恶性肿瘤，还需要全身检查，包括全身骨扫描和肺 CT。

4. 患者有明显的溶骨破坏，穿刺活检为首选的病理学检查方式。

穿刺病理

骨肉瘤。

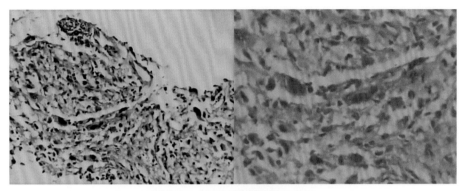

图 9-4 穿刺活检病理镜下表现

术前化疗

MTX 10g/m² i.v. d1；ADM 30mg/m² i.v. d15 ~ 17；IFO 3g/m² i.v. d29 ~ 33；
MTX 10g/m² i.v. d43。

注：MTX——甲氨蝶呤；ADM——多柔比星（阿霉素）；IFO——异环磷酰胺。

化疗后影像学检查

术前化疗后，患者临床症状明显缓解，局部肿胀消退，影像学肿瘤边界清晰、骨化增多，化疗效果评估为 PR（部分缓解）。因此选择保肢手术，但需行大段切除，而患者肿瘤骨内侵犯范围不大，肿瘤灭活后仍能保持足够的骨强度，故而选择灭活再植的重建方式。

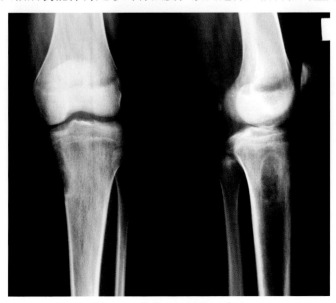

图 9-5 化疗后正侧位 X 线片

手术

瘤段截除、灭活再植、髓内针固定术。

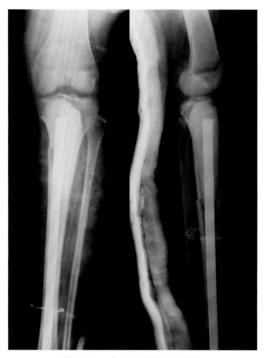

图 9-6 术后正侧位 X 线片

术后病理

大片成纤维细胞增生及反应骨中见散在及灶性间变细胞，少许肿瘤性骨样组织。

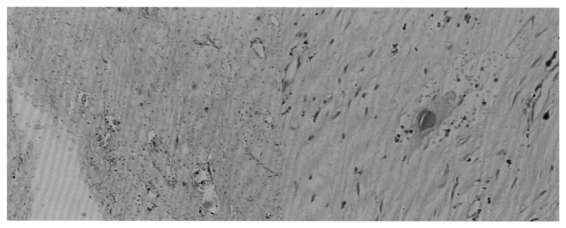

图 9-7 术后大体病理镜下表现

共 识

1. 骨肿瘤的诊断应遵循临床、影像、病理三结合的原则，三者缺一不可 [1]。
2. 影像学检查应包含局部和全身两部分。
3. 穿刺活检为获得病理学结果、明确诊断的重要手段 [2]。
4. 完备的影像学检查并不能排斥病理学的结果。

误 区

1. 急诊不区分是否肿瘤和肿瘤的良恶性，病史采集和体格检查不细致，甚至不进行影像学检查。
2. 对于范围小、没有明显影像学恶性征象的病变缺乏必要的细致影像学检查，主观判断肿瘤良恶性，从而造成误诊误治。
3. 入院后不进行细致的影像学检查，或不进行病理学检查，致使肿瘤学检查不完整。

（王 涛 郝 林）

参考文献

[1] 牛晓辉, 王洁. 经典型骨肉瘤诊断与治疗路径. 中国骨肿瘤骨病, 2010,9(2):97-101.
[2] Enneking WF. A system of staging musculoskeletal neoplasms. Clin Orthop Relat Res, 1986,204:9-24.

病 例 10

病史

女性，18岁。2个月前出现左小腿上端疼痛，静息痛明显，1个月前当地医院行放射学检查。

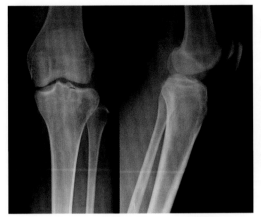

图 10-1　当地医院正侧位 X 线片

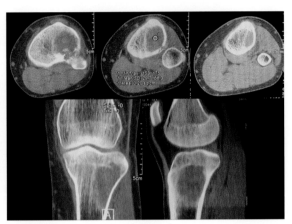

图 10-2　当地医院 CT 轴位、冠状位、矢状位片

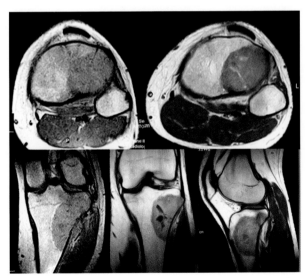

图 10-3　当地医院 MRI 轴位 T1、T1 增强像，冠状位 T1、T1 增强像，矢状位 T1 像

讨论点（第一阶段）

一、诊断如何确定

二、诊断还需要什么内容

讨论精要（第一阶段）

一、诊断

1.患者为青少年女性，处于骨肿瘤的高发年龄，病史为急性病程，应高度怀疑恶性肿瘤的可能。骨肿瘤的病史不同于创伤，一般以月计，半年以内即为急性，恶性肿瘤多见；半年及一年以上为慢性，多为良性肿瘤。但并不绝对。

2.X 线显示胫骨近端干骺端的溶骨破坏，基质不均匀，边界不甚清楚，未见明显的皮质破坏、骨膜反应和软组织包块。CT 可清晰地显示胫骨近端的溶骨破坏，可看到骨皮质受侵，但软组织包块并不明显。MRI 可以看到病灶的边缘较清晰，没有明显的水肿。基于以上影像学特点，考虑为侵袭性病变的可能性较大，包括骨巨细胞瘤、低度恶性肿瘤甚至是高度恶性肿瘤。

二、诊断策略

1.对于骨及软组织肿瘤的诊断，临床、影像和病理三者缺一不可，目前已经有了临床资料和较为完善的影像学检查，唯一缺的就是病理学的支持。

2.影像学显示胫骨近端有明显的溶骨破坏区域，穿刺活检由于其创伤小而作为获得病理学诊断的首选，穿刺入路可考虑胫骨近端前外侧，注意应避开髌韧带和关节囊。

第一次诊疗情况

于当地医院诊断为"骨巨细胞瘤",行"病灶刮除、取自体髂骨及人工骨植骨术"。

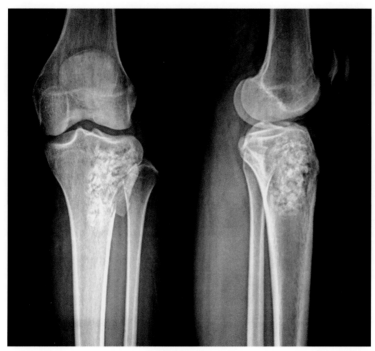

图 10-4 当地医院术后正侧位 X 线片

术后病理示"骨肉瘤"。

讨论点(第二阶段)

治疗对策如何选择

讨论精要（第二阶段）

治疗策略

1. 影像学分析得不够细致，没有发现恶性征象，没有病理学结果的支持，贸然进行手术，给后续的治疗带来很大麻烦，也可能对预后造成严重影响。

2. 一期截肢并非首选，但为避免局部复发也是一种可选的方法，毕竟不规范的治疗会对外科边界的判断造成很大的影响。

3. 骨肉瘤保肢的前提是规范的术前化疗和良好的化疗反应，虽然经历了不规范治疗，但本身软组织包块不大、污染并不重，因此仍有机会进行保肢治疗。但须严格遵循骨肉瘤的规范治疗程序，即术前化疗、化疗结果评估为良好、保肢手术、术后化疗。

体格检查（入院时）

左小腿上段可见手术瘢痕，稍红肿，皮温不高，未见静脉曲张，可及压痛，左膝关节活动不受限。

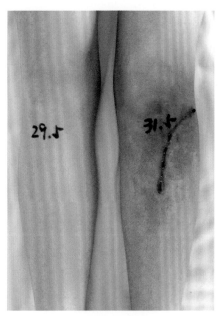

图 10-5　入院时体位像（第一次术后 3 周）

影像学检查（入院时）

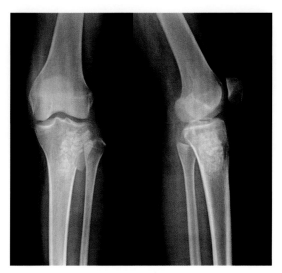

图 10-6　入院时正侧位 X 线片（第一次术后 3 周）

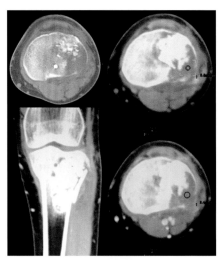

图 10-7　入院时 CT 轴位骨窗、软组织窗、软组织增强窗和冠状位软组织窗（第 1 次术后 3 周）

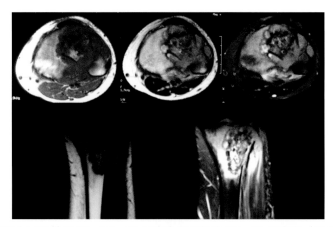

图 10-8　入院时 MRI 轴位 T1、T2、T2 抑脂像和冠状位 T2、T2 抑脂像（第 1 次术后 3 周）

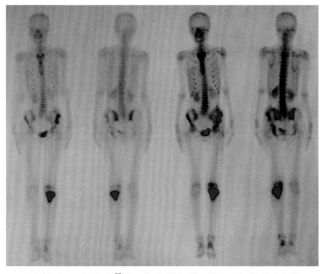

图 10-9　入院时 ^{99m}Tc 全身骨扫描（第 1 次术后 3 周）

会诊病理

（左胫骨）骨肉瘤，骨母细胞为主型，肿瘤破坏宿主骨。

化疗后影像学检查

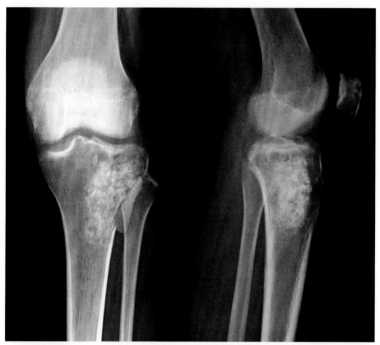

图 10-10 化疗后正侧位 X 线片（第 1 次术后 3 个月）

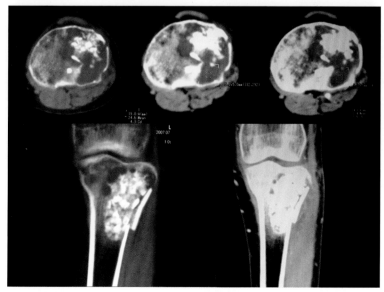

图 10-11 化疗后 CT 轴位骨窗、软组织窗、软组织增强窗和冠状位骨窗、软组织窗（第 1 次术后 3 个月）

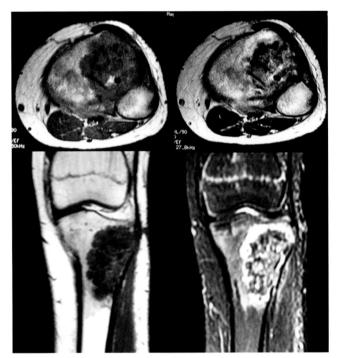

图 10-12 化疗后 MRI 轴位 T1、T2 像和冠状位 T1、T2 抑脂像（第 1 次术后 3 个月）

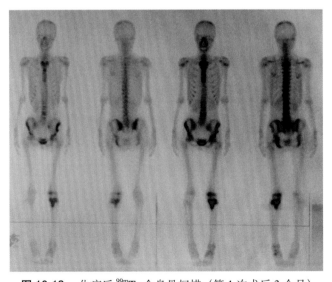

图 10-13 化疗后 ^{99m}Tc 全身骨扫描（第 1 次术后 3 个月）

手术

瘤段截除、人工膝关节定制型假体置换术。

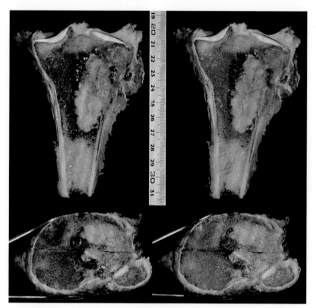

图 10-14　第 2 次术后大体标本冠状和横剖面表现

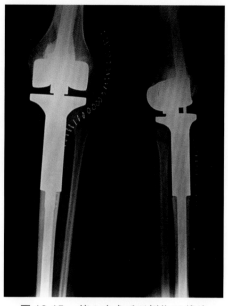

图 10-15　第 2 次术后正侧位 X 线片

术后病理

（左胫骨近端）大片出血，纤维化，反应性新生骨小梁及残存的钙化宿主骨小梁，结合原切片，符合化疗后改变。

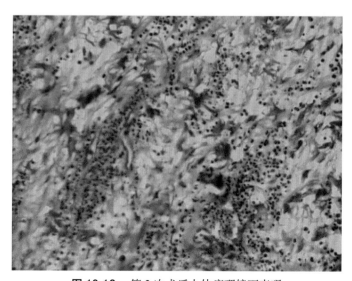

图 10-16　第 2 次术后大体病理镜下表现

共 识

1. 骨与软组织肿瘤的诊断应遵循临床、影像、病理三结合的原则，三者缺一不可[1]。
2. 影像学检查应包含局部和全身两部分。
3. 穿刺活检为获得病理学结果、明确诊断的重要手段。
4. 完备的影像学检查并不能排斥病理学的结果。
5. 不规范治疗会给患者的保肢治疗带来很大困难和复发的风险，但也不是截肢的绝对指征。恰当的、规范的保肢治疗仍然可以保全患者的肢体和生命，即术前化疗、化疗结果评估为良好、保肢手术、术后化疗[2]。

误 区

1. 不进行病理组织学检查就盲目进行诊断、选择手术方式。
2. 不规范的治疗后续没有规范的补救性治疗手段。

（王 涛 郝 林）

参考文献

[1] Enneking WF. A system of staging musculoskeletal neoplasms. Clin Orthop Relat Res, 1986(204):9-24.
[2] Bacci G, Longhi A, Versari M, et a1. Prognostic factors for osteosarcoma of the extremity treated with neoadjuvant chemotherapy: 15-year experience in 789 patients treated at a single institution. Cancer. 2006 Mar 1;106(5):1154-61.

病 例 11

病史

男性，33 岁。主因"左小腿近端疼痛 6 个月"于当地医院就诊。

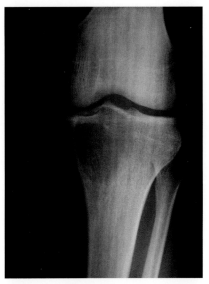

图 11-1 当地医院就诊时正位 X 线片

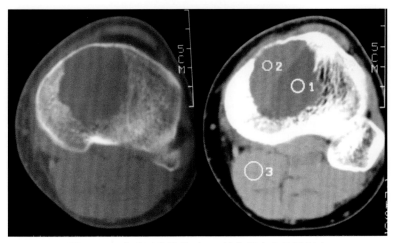

图 11-2 当地医院就诊时 CT 轴位骨窗和软组织窗

讨论点（第一阶段）

诊断如何确定

讨论精要（第一阶段）

诊断

1. 患者为中青年男性，病史为慢性病程，X 线及 CT 片均显示左胫骨近端骨端发病，基质尚均匀，未见骨化和钙化，边界尚清，未见明显硬化缘，未见骨皮质破坏、软组织包块和骨膜反应，以上均符合良性肿瘤的特点，骨巨细胞瘤应作为第一诊断。

2. 骨肿瘤的诊断应遵循临床、影像和病理三结合的原则，因此需要行穿刺活检明确病理学结果，以明确诊断。

第一次诊疗情况

患者于当地医院就诊，诊断为"骨巨细胞瘤"，在未行术前活检的情况下，行"病灶刮除、植骨术"。术后病理示"骨巨细胞瘤"。

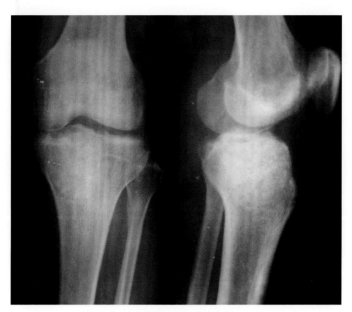

图 11-3 当地医院术后正侧位 X 线片

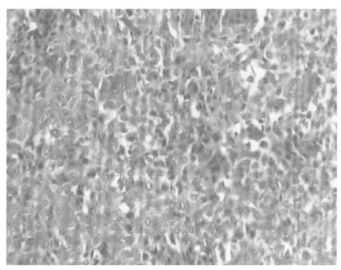

图 11-4 当地医院术后大体病理镜下表现，显示富巨细胞病变、多核巨细胞分布均匀、单核细胞呈圆形及卵圆形，符合骨巨细胞瘤

术后随访

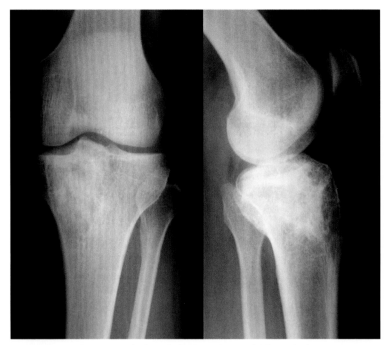

图 11-5 当地医院术后 40 个月正侧位 X 线片

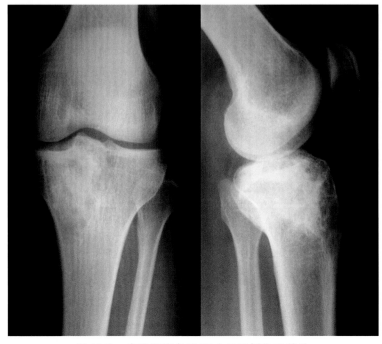

图 11-6 当地医院术后 75 个月正侧位 X 线片

病史

入院前2个月（外院术后92个月）时无明显诱因出现左小腿近端肿胀疼痛。

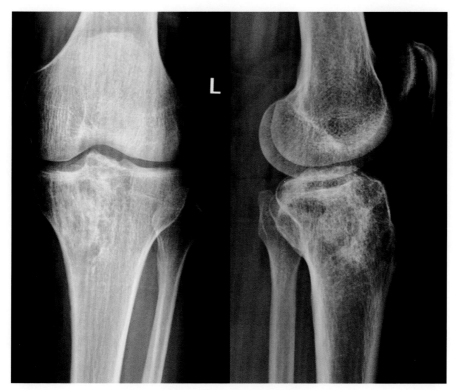

图 11-7　当地医院术后92个月正侧位X线片

体格检查

左小腿上段可见手术瘢痕，稍肿胀，皮温稍高，未见静脉曲张，可及压痛，左膝关节活动不受限。

影像学检查

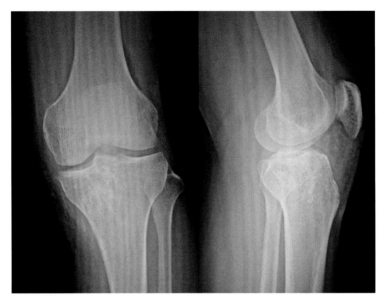

图 11-8 入院时（当地医院术后 94 个月）正侧位 X 线片

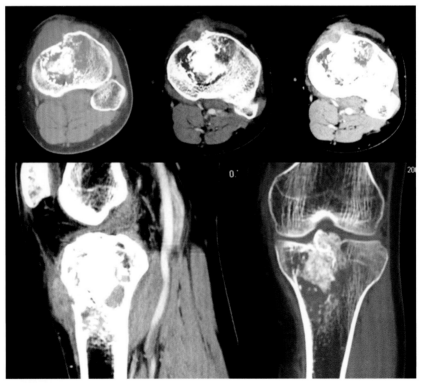

图 11-9 入院时（当地医院术后 94 个月）CT 轴位骨窗、软组织窗、软组织增强窗和矢状位软组织增强窗、
冠状位骨窗

讨论点（第二阶段）

一、诊断如何确立

二、进一步的诊疗对策

讨论精要（第二阶段）

一、诊断

1. 患者既往有骨巨细胞瘤病史及手术史，局部再次出现疼痛肿胀，影像学提示原手术部位又出现骨破坏且呈现骨肿瘤的特点，理论上应首先考虑骨巨细胞瘤复发的可能。

2. X 线及增强 CT 示骨破坏兼有溶骨和成骨的表现，且有骨皮质破坏，可见软组织包块，这种影像学表现已提示恶性征象，虽然原发病为骨巨细胞瘤，仍应该考虑其出现恶变的可能。

3. 骨巨细胞瘤是一种良性但局部侵袭性很强的肿瘤，经过治疗后大部分都会治愈。然而长期随访发现部分骨巨细胞瘤治疗后在原有发病部位出现恶性肿瘤。这种恶变称为继发性恶性肿瘤，区别于骨巨细胞瘤中的恶性（原发），后者指的是普通骨巨细胞瘤的局部区域出现恶性肿瘤的表现。骨巨细胞瘤恶变后多称为恶性纤维组织细胞瘤、纤维肉瘤或骨肉瘤[1]，临床表现包括骨皮质溶骨性破坏、软组织包块，患者可出现疼痛。骨巨细胞瘤的恶变发生时间跨度很大，大部分都发生于原发病治疗后 3 年以后，平均 11.5 年，最长的报道发生在初次治疗后 40 年。文献报道这种恶变可能与术后放疗相关。Mayo Clinic[2] 报道了 677 例骨巨细胞瘤中出现了 39 例继发恶变（5.8%），其中 26 例进行了术后放疗。因为放疗有并发肉瘤变的危险，有作者提出放疗应限于手术无法彻底去除肿瘤的部位，如骶骨、脊柱或骨盆等。

二、诊疗策略

1. 临床及影像均提示恶性肿瘤的表现，应遵循临床、影像、病理三结合的原则，行穿刺活检取得病理学结果，并与前次病理进行对比，以确认是否为骨巨细胞瘤恶变、还是本来就是恶性肿瘤。

2. 如果确为骨巨细胞瘤恶变，其治疗应按照恶变后的组织病理学诊断进一步治疗，例如病理诊断证实为骨肉瘤后，治疗上应按照骨肉瘤的标准治疗方案进行，即术前化疗、广泛切除和术后化疗。文献报道[3]骨巨细胞瘤继发恶变后的 5 年存活率为 50% ～ 84%。

3. 由于骨巨细胞瘤出现继发恶变的时间很长，骨巨细胞瘤治疗后需要长期复查随访。如果出现新的骨破坏或软组织包快，应警惕继发恶性肿瘤的可能。

穿刺病理

恶性肿瘤伴片状坏死，考虑间叶来源肿瘤Ⅱ - Ⅲ级，部分区域有基质成分。

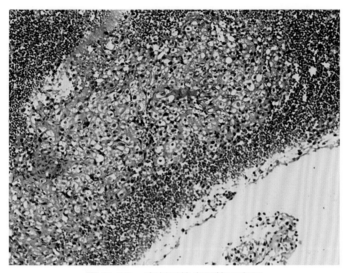

图 11-10 穿刺活检病理镜下表现

会诊病理

骨巨细胞瘤。

手术

瘤段切除、人工膝关节定制型假体置换术。

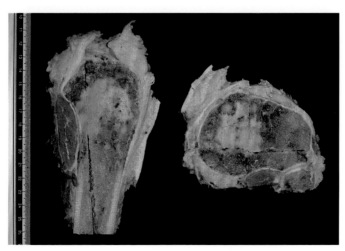

图 11-11 术后大体标本矢状和横剖面表现

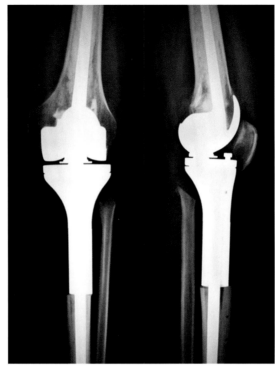

图 11-12　术后正侧位 X 线片

术后病理

可见骨肉瘤区域，未见典型骨巨细胞瘤区域，结合临床病史及当地医院病理切片，符合骨巨细胞瘤恶变。

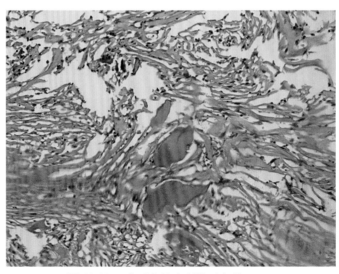

图 11-13　术后大体病理镜下表现

共　识

1. 骨巨细胞瘤术后需要长期随访。
2. 骨巨细胞瘤复发多发生在术后 3 年以内，而恶变多发生在 3 年以后。由于存在恶变的可能，在怀疑恶变时应进行活检明确诊断。
3. 骨巨细胞瘤术后恶变需要按照新的组织病理学诊断进行治疗，可能需要进行化疗等治疗。

误　区

1. 骨巨细胞瘤术后不进行长期随访。
2. 骨巨细胞瘤术后长期随访时出现局部疼痛、肿胀时，不进行细致的影像学检查和活检以明确病变性质，贸然进行刮除治疗。

（徐立辉　张　清）

参考文献

[1] 牛晓辉, 黄啸原 主译. 骨科临床病理学图谱. 2版. 北京: 人民军医出版社, 2010.
[2] Unni K.K. Dahlin's bone tumor: general aspects and data on 11 087 cases. 5th edition. Philadelphia. Lippincott-Raven Publishers 1996.
[3] Domovitov SV, Healey JH. Primary malignant giant-cell tumor of bone has high survival rate. Ann Surg Oncol. 2010;17(3):694-701.

病 例 12

病史

女性，13 岁。入院 10 个月前骑自行车摔伤右小腿后，出现右小腿间断疼痛。
入院 5 个月前 X 线片"未见异常"，外院诊断为"骨软骨瘤"。

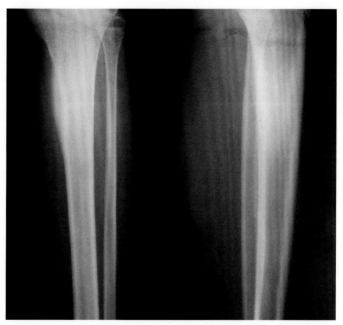

图 12-1 外院就诊时的正侧位 X 线片

讨论点（第一阶段）
一、诊断如何确定
二、诊断还需要什么内容

讨论精要（第一阶段）

一、诊断

1. 患者为青少年，病史较长，症状出现前有外伤史，应该警惕疾病与外伤的关系；另外也应明确外伤前症状是否存在，这也有利于明确疾病与外伤的关系，对诊断很重要。
2. X 线片显示在胫骨干内侧局部可见隆起，这种表现可见于骨膜反应，也可见于病灶自身的膨胀。由于骨皮质本身是完整的，更倾向于是骨膜的隆起，而并非当地医院的"未见异常"，更不是"骨软骨瘤"。因为骨软骨瘤的影像学特点为"干骺端起病、皮质相连、髓腔相通"，显然与此 X 线片的表现不符。因此应考虑本病为骨皮质或骨膜来源的疾病可能。

二、诊断策略

1. CT、尤其是增强 CT，可以很好地显示骨结构，尤其是骨窗条件下骨破坏的细节以及骨病变的血运情况，在骨肿瘤影像检查中是 X 线片之后的必要检查之一。
2. MRI 可以判断髓腔和软组织的情况，是对 CT 的补充，但 MRI 易受多种因素干扰，尤其是炎性反应。
3. 病理学的检查应该建立在影像学检查完成、对于疾病已有初步判断的基础之上，而不应该是诊断的捷径。

第一次诊疗情况

5 个月前于当地医院仅根据 X 线平片行"切除术",病理示"骨软骨瘤"。术后右小腿仍肿痛至今,夜间痛明显,对症服药后稍好转。

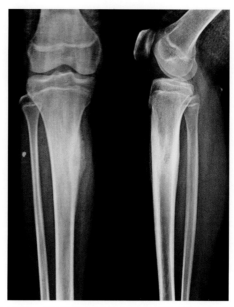

图 12-2 当地医院术后 4 个月时的正侧位 X 线片

体格检查(入院时)

右小腿上段内侧纵形 9cm 手术瘢痕,局部肿胀,质硬,边界不清,压痛明显。右膝关节活动不受限。

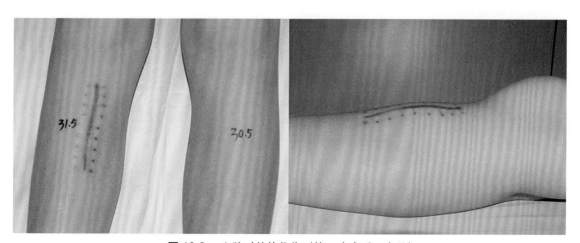

图 12-3 入院时的体位像(第 1 次术后 5 个月)

影像学检查（入院时）

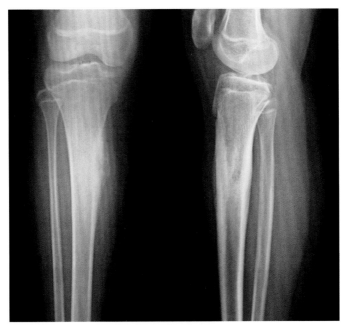

图 12-4 入院时正侧位 X 线片（第 1 次术后 5 个月）

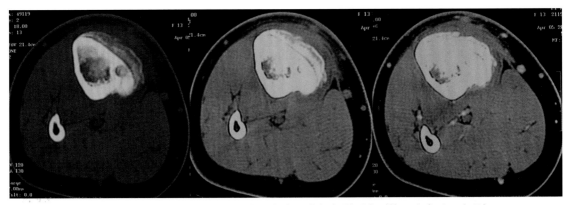

图 12-5 入院时 CT 轴位骨窗、软组织窗、软组织增强窗（第 1 次术后 5 个月）

会诊病理

（左胫骨上段）梭形纤维细胞及平行排列的骨小梁，细胞轻微异型性。结合临床、影像学初步考虑骨旁骨肉瘤可能性大。鉴别诊断：骨样骨瘤的反应骨部分，如有大标本再行确定。

讨论点（第二阶段）

一、鉴别诊断

二、进一步的诊疗策略

讨论精要（第二阶段）

一、鉴别诊断

1. **骨旁骨肉瘤** 骨旁骨肉瘤是骨肉瘤的一个亚型，是生于骨皮质的生长缓慢的低度恶性成骨性肿瘤，其最好发部位为股骨远端干骺端后侧，影像学表现为骨皮质表面广基底的高密度肿块，其他部位特别是骨干部位发病者少见。本例病理对于骨旁骨肉瘤的支持可能源于取材部位的影响。

2. **骨样骨瘤** 骨样骨瘤为良性成骨性肿瘤，影像学特点为反应性硬化骨中可见小于 1cm 的圆形或椭圆形低密度病灶，称之为"瘤巢"。当硬化骨的密度较高、反应骨的量较大时，在 X 线片上甚至不能看到瘤巢；CT 对于发现和确定瘤巢的形态和位置很有帮助，特别是有大量反应骨存在时；由于瘤巢血运丰富，增强扫描后强化明显；MRI 对于松质骨骨样骨瘤的辨识要优于 CT，其瘤巢表现为与松质骨和骨髓对比明显的不同信号。

3. **骨母细胞瘤** 亦为良性成骨性肿瘤，影像学特点为通常直径大于 2cm 的成骨性病灶，且多见于脊柱附件，而四肢发病率低，骨干更少见。

4. **骨软骨瘤** 骨软骨瘤具有特征性的影像学特点，即"干骺端起病、皮质相连、髓腔相通"，该患者无论是 X 线、还是 CT 表现都不符合这个特点。

二、诊疗策略

1. 如果临床、影像和病理明显不符，应考虑再次活检。

2. 细致分析疾病的影像学特点，本例病例可见明显的"瘤巢"样结构，表现更像骨样骨瘤，只是初次诊治的医生没有很好地分析影像表现和周全地设计手术方案，给二次治疗带来了困惑，毕竟会诊病理的结果让人不放心。

手术

肿瘤大块切除、异体骨植骨、钢板内固定术。

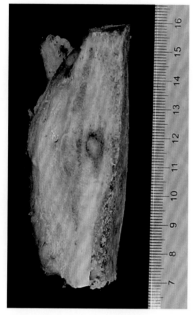

图 12-6　第 2 次术后大体标本纵剖面表现

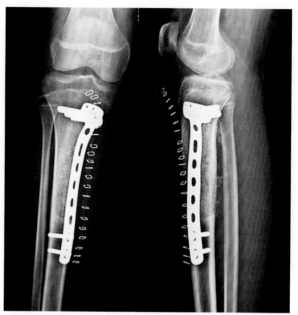

图 12-7　第 2 次术后正侧位 X 线片

术后病理

骨样骨瘤。

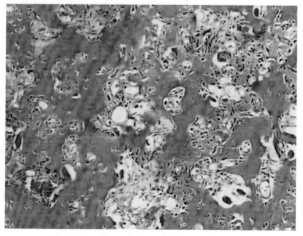

图 12-8　第 2 次术后大体病理镜下表现

讨论点（第三阶段）

治疗方法的选择

========= 讨论精要（第三阶段）=========

治疗

对于骨样骨瘤来说，去除其瘤巢为治疗的关键。一般完整去除瘤巢就可以治愈该肿瘤。精确地定位和周密的术前计划是手术成功的关键。对于会诊病理结果的担心，使得临床医生考虑侵袭性骨母细胞瘤甚至低度恶性肿瘤的可能，为降低局部复发风险，进行大块切除手术，以避免治疗不足的可能。

共 识

1. 对于影像学的分析应该细致，尤其是诊断肿瘤，并不在于病名的诊断，而是对于疾病临床和影像学特点的分析。
2. 影像学检查仍应该细化，在 X 线平片不能给予疾病清晰显示的情况下，可进行包括局部加强 CT、MRI 等更细致的检查[1]。
3. 术前计划仍是骨肿瘤手术的关键，无论是肿瘤的性质，还是肿瘤的位置及侵犯范围，都是应该明确的[2]。

误 区

1. 仅凭 X 线平片就给予疾病的病名诊断。
2. 术前不进行细致的术前计划，包括肿瘤性质的判断、肿瘤的侵犯范围和手术预计要去除的范围。

（王 涛 郝 林）

参考文献

[1] Enneking W F. A system of staging musculoskeletal neoplasms. Clin Orthop Relat Res, 1986(204):9-24.
[2] 牛晓辉. 恶性骨肿瘤外科治疗的术前计划及术后评估. 中华外科杂志, 2007, 45(10):699-701.

第三章　病理性骨折

病 例 13

病例一

病史

男性，17岁。入院前1天摔伤左上臂，即出现疼痛、活动受限。

入院查体

左上臂上段略肿胀，压痛明显，可及异常活动，未触及肿块，局部皮色及皮温正常，未见破溃及静脉曲张，左肩关节因疼痛活动受限。

影像学检查

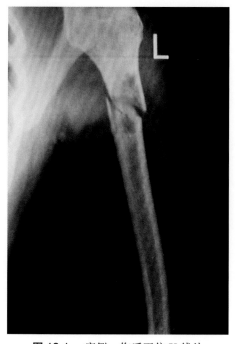

图 13-1　病例一伤后正位 X 线片

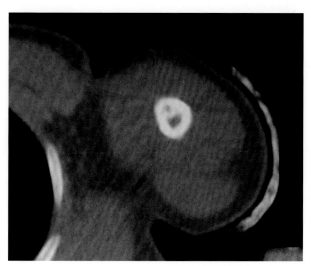

图 13-2　病例一伤后 CT 轴位骨窗

病例二

病史

男性，22岁。入院前1天摔伤右上臂，即出现疼痛、肿胀、活动受限。

入院查体

右上臂上段略肿胀，压痛明显，可及异常活动，未触及肿块，局部皮色及皮温正常，未见破溃及静脉曲张。右肩关节因疼痛活动受限。

影像学检查

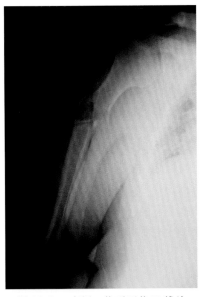

图 13-3　病例二伤后正位 X 线片

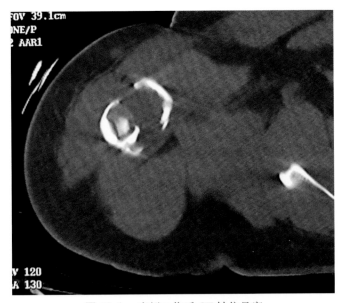

图 13-4　病例二伤后 CT 轴位骨窗

讨论点（第一阶段）

一、诊断如何确定

二、进一步的诊疗策略

讨论精要（第一阶段）

一、诊断

1. 上述两病例，相同点：发病年龄均为青年，部位均位于肱骨干上端，均有外伤病史，影像学提示均为溶骨性病变合并病理性骨折。
2. 不同点：对比分析两病例影像学表现可见：
   病例一：X 线片见病变内基质不均匀呈虫噬样破坏，边界不清楚，皮质骨受侵破坏。提示疾病具有一定的侵袭性表现。
   病例二：X 线片见病变有膨胀性表现，病变内基质均匀，可见皮质骨折片，边界较清楚，除骨折导致的皮质骨连续性中断，未见皮质骨溶骨性破坏。提示疾病没有侵袭性表现。

二、诊疗策略

1. 仅凭目前临床及影像学检查，不能做出明确诊断，应行局部组织学检查来辅助确定诊断，应待病理诊断明确后再确定具体治疗方案。
2. 术前进行病理活检是非常重要的，可以减少对患者的错误治疗。同时穿刺活检又是创伤很小的诊断手段，对最终的手术的切除范围影响很小。不做活检直接手术，会出现不适宜甚至是错误的治疗。

第一次诊疗情况

病例一

于当地医院未行病理学检查，直接行"病灶刮除、钢板内固定术"。

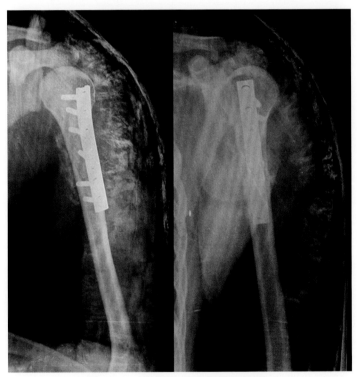

图 13-5　病例一术后正侧位 X 线片

术后病理报告示"倾向于侵袭性成骨细胞瘤"。

患者术后 4 个月发现原手术切口出现包块。

病例二

于我院行穿刺活检，病理结果为：大片出血，坏死的胶原、脂肪及死骨，另见少量囊壁样纤维组织，炎性渗出及萎缩的横纹肌，未见恶性成分，诊断为骨囊肿。

手术行病灶刮除、异体骨及人工骨植骨、钢板内固定术。

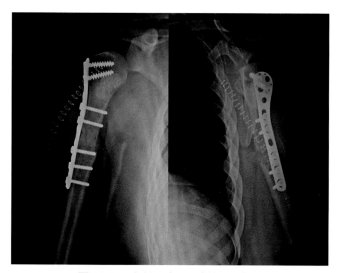

图 13-6 病例二术后正侧位 X 线片

术后病理示骨囊肿。

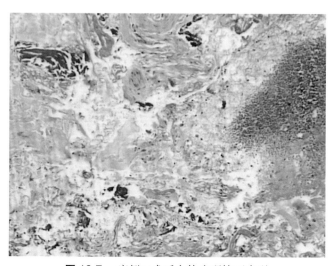

图 13-7 病例二术后大体病理镜下表现

讨论点（第二阶段）

一、诊断如何确定

二、进一步的治疗策略

讨论精要（第二阶段）

一、诊断

1. 病例一：外院术后病理报告示"侵袭性骨母细胞瘤"，且患者术后 4 个月肿瘤复发，肿瘤性质未明确，应考虑恶性肿瘤的可能性。
2. 病例二：我院术后病理与穿刺活检病理符合，诊断骨囊肿成立。

二、治疗策略

1. 病例一：应明确组织学诊断，可考虑进行组织学病理的会诊，若仍不明确则应再次进行组织学检查。
2. 没有明确诊断前的外科治疗是不可取的。
3. 病例一：仍应进行细致的影像学检查如局部加强 CT、MRI 及全身骨扫描来判断肿瘤侵及范围以及患者全身情况。

第二次诊疗情况

病例一

体格检查（入院时）

左上臂可见手术瘢痕，其下可触及肿物，质硬、边界不清、无活动度，有压痛，局部皮温稍高。左肩关节及肘关节活动不受限。

影像学检查（入院时）

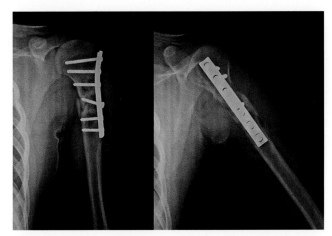

图 13-8　病例一入院时正侧位 X 线片（第 1 次术后 6 个月）

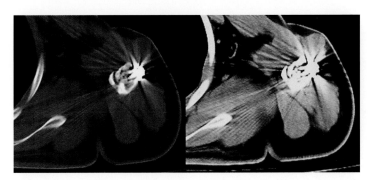

图 13-9　病例一入院时 CT 轴位骨窗、软组织增强窗（第 1 次术后 6 个月）

会诊病理

明显异型性及间变的肿瘤组织，诊断考虑为骨肉瘤。

手术

术前未行化疗，手术行"左肱骨上段瘤段截除、大段异体骨置换、钢板内固定术"。肱骨上端肿瘤切除后骨缺损的重建有多种方法。肱骨上段骨缺损重建因肩关节结构的特殊性，依肿瘤学的要求行肿瘤外科学的广泛切除，导致肩袖软组织缺损，术后肩关节稳定性差，常常出现肱骨头向前上方脱位。肱骨异体骨大段移植，可以将自体软组织、残留的关节囊组织缝合至异体骨，术后制动软组织粘连于异体骨，有利于肩关节稳定和部分肩外展功能的恢复。

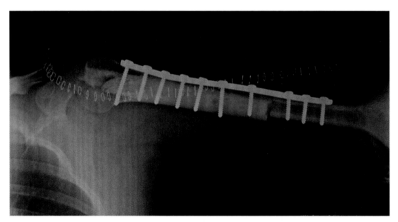

图 13-10 病例一第 2 次术后正位 X 线片

术后病理

高度间变的多角形细胞间骨样组织，片状坏死，符合普通型骨肉瘤。

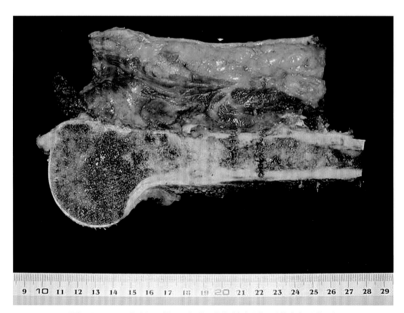

图 13-11 病例一第 2 次术后大体标本冠状剖面表现

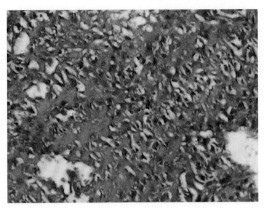

图 13-12 病例一第 2 次术后大体病理镜下表现

术后治疗方案

　　诊断骨肉瘤明确，术后应用大剂量甲氨蝶呤、多柔比星、顺铂及异环磷酰胺化疗。密切随访局部 B 超、X 线片、胸部 CT 及全身骨扫描。

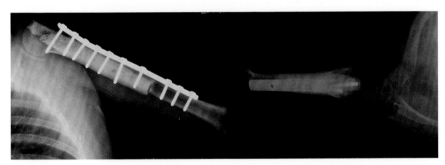

图 13-13 病例一第 2 次术后 4 个月正侧位 X 线片（第 1 次术后 10 个月）

病例二

　　诊断骨囊肿明确，定期门诊复查。

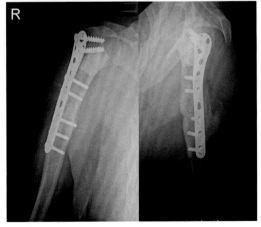

图 13-14 病例二术后 17 个月正侧位 X 线片

共 识

1. 发生病理性骨折首先应明确病变性质，患者可采取临时石膏固定，不应在诊断不明的情况下直接行切开复位内固定手术治疗。

2. 先明确诊断，后确定治疗方案，是骨与软组织肿瘤诊治的基本原则。恶性肿瘤在诊断不明的情况下进行手术，破坏了肿瘤原有的边界，手术不能达到正确的、广泛切除的外科边界，最终的结果会导致肿瘤复发及转移的风险增加。

3. 骨与软组织肿瘤的正确诊断，必须遵循临床、影像和病理三结合的原则。

4. 活检术是获取病理诊断的主要方法，不但能够早期明确诊断，同时也能为治疗方案提供可靠的依据，术前组织学的检查结论是制订术前治疗（包括化疗）方案及手术方案的重要依据。随着恶性骨肿瘤的保肢治疗及新辅助化疗的普及，活检已成为骨与软组织肿瘤诊断与治疗的重要组成部分[1]。经皮芯针穿刺活检对于诊断骨骼肌肉系统肿瘤非常有效且安全，已广泛地应用于包括骨与肌肉肿瘤在内的多种肿瘤的临床诊断中。一般认为，穿刺活检因其软组织损伤范围小，而切开活检软组织损伤范围大，因此临床中通常首先采取穿刺活检的方法[2]。

误 区

1. 不区分或不会区分病理性骨折和创伤性骨折。
2. 怀疑病理性骨折，不进行组织学检查，而盲目进行外科治疗。

（单华超　李远）

参考文献

[1] Welker, JA, Henshaw J, Jelinek, et al. The percutaneous needle biopsy is safe and recommended in the diagnosis of musculoskeletal masses. Cancer, 2000,89:2677-2686.
[2] Springfield DS, Rosenberg A. Biopsy: complicated and risky. J Bone Joint Surg Am, 1996,78(5):639-643.

病 例 14

病史

男性，16 岁。患者入院 3 个月前摔伤右前臂，即出现疼痛、肿胀、活动受限。

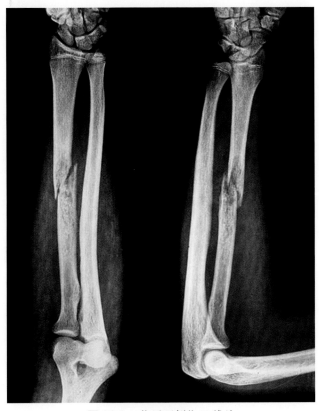

图 14-1　伤后正侧位 X 线片

讨论点（第一阶段）

一、诊断如何确定
二、进一步的诊疗策略

讨论精要（第一阶段）

一、诊断

1. 有外伤病史，但无骨折前局部疼痛等症状。而是在低暴力创伤的情况下出现骨折，可能并非单纯创伤暴力所致。
2. X线片显示右桡骨干骨皮质不连续，骨折端内可见边界不清之溶骨破坏，其内密度不均，应首先考虑为病理性骨折，但又未见明确的骨膜反应和软组织包块，所以应继续检查，包括细致的影像学检查如局部加强CT来判断是否确为病理性骨折、是否有皮质破坏及软组织包块。

二、诊疗策略

1. 应待影像学检查结束后，行局部组织学检查来辅助确定诊断，待病理诊断明确后再确定具体治疗方案。
2. 因为考虑为病理性骨折，贸然进行局部手术是不可取的，应给予临时性外固定如石膏或支具制动，等待组织学结果。

第一次诊疗情况

于当地医院诊断为"病理性骨折",在未行术前活检的情况下行"瘤段切除、腓骨移植术"。术后病理示"浸润灶和新生软骨、未见恶性肿瘤成分"。临床据此未予进一步治疗,随诊。

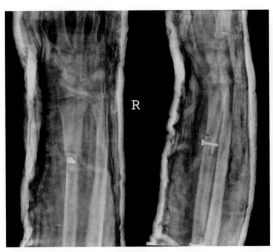

图 14-2　术后正侧位 X 线片

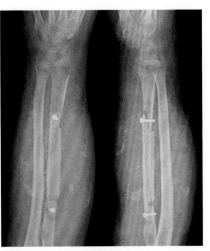

图 14-3　术后 2 个月正侧位 X 线片

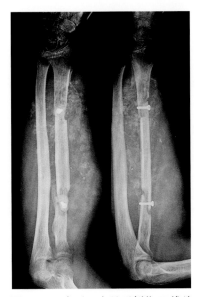

图 14-4　术后 3 个月正侧位 X 线片

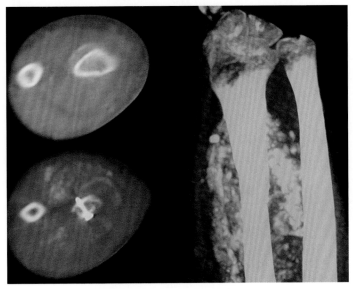

图 14-5　术后 3 个月平扫 CT

讨论点(第二阶段)

一、诊断如何确定

二、进一步的治疗策略

讨论精要（第二阶段）

一、诊断

1.病理性骨折诊断成立，但肿瘤性质未明确。从病史来看，短时间内出现复发，临床考虑侵袭性肿瘤可能性大，但病理并不能给予足够支持。这种情况可见于取材区域的不典型性或病理医生对骨肿瘤病理的认知不足。
2.仍应进行细致的影像学检查如局部加强 CT 来判断肿瘤的侵犯范围。

二、治疗策略

1.应明确组织学诊断，首先考虑进行原病理会诊，若仍不明确则应再次活检。
2.肿瘤性质诊断明确后，再根据该次影像学检查，进一步明确肿瘤范围、与周围组织特别是血管神经束的关系，以便制订外科计划。

体格检查（入院时）

　　右前臂明显肿胀，可见多处手术瘢痕，可触及肿物，质硬韧，边界不清，无活动度，可及压痛，局部皮色暗红，皮温稍高，未见破溃及静脉曲张。右肘关节及腕关节活动不受限。

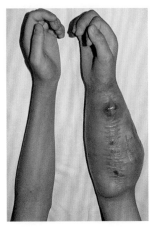

图 14-6　入院时外观像（第 1 次术后 3 个月）

影像学检查（入院时）

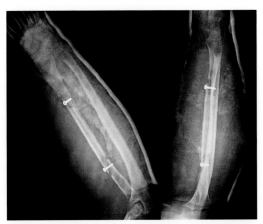

图 14-7　入院时正侧位 X 线片（第 1 次术后 3 个月）

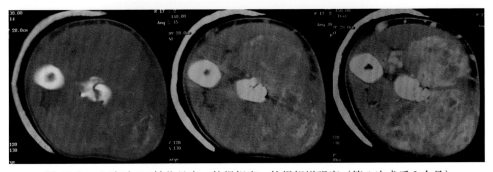

图 14-8　入院时 CT 轴位骨窗、软组织窗、软组织增强窗（第 1 次术后 3 个月）

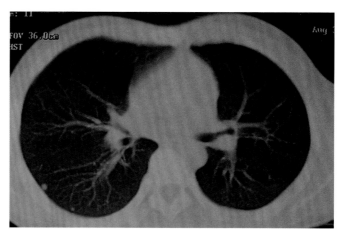

图 14-9 入院时肺 CT（第 1 次术后 3 个月），可见右肺结节影

会诊病理

浸润灶及新生软骨，但缺乏明显异型性及间变的肿瘤组织，诊断恶性细胞学证据不充足，结合临床倾向恶性成骨性肿瘤分化较好区域。

穿刺病理

间变的肿瘤细胞，富于血窦结构，细胞间见骨样组织，结合临床、影像学，初步考虑骨肉瘤的可能性大。

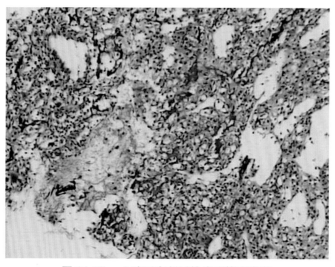

图 14-10 入院后穿刺活检病理镜下表现

手术

右上臂截肢术。

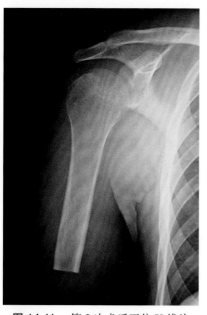

图 14-11　第 2 次术后正位 X 线片

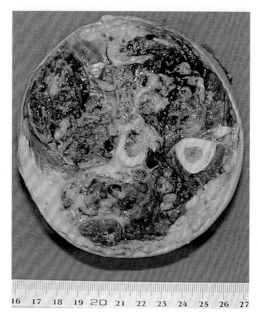

图 14-12　第 2 次术后大体标本横剖面表现

术后病理

　　肿瘤组织呈侵蚀性生长，瘤细胞呈宽条索状及团状结构，间富血窦及脉管，酷似血管肉瘤的组织形态，局灶性区域可见网状骨结构。诊断：骨肉瘤（血管扩张型）。

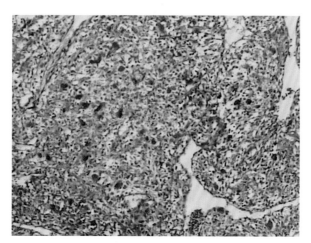

图 14-13　第 2 次术后大体病理镜下表现

讨论点（第三阶段）

一、诊断如何确立

二、肿瘤侵犯范围如何判断

三、现在的治疗策略

讨论精要（第三阶段）

一、诊断确立

1.病理性骨折是否需要立刻做活检，骨痂和骨肉瘤病理有时很难区分，需要临床和影像学给予充分提示。

2.第一次手术的病理并不能给予临床恶性肿瘤的支持，但临床和影像学的发展均提示恶性肿瘤，应该考虑病理取材的局限性。如果病理学并不能给予临床诊断足够的支持，可以再一次进行组织学活检（穿刺或切开）。

二、范围判断

1.应包含两部分内容，即局部范围和全身情况，因此需要做局部细致的影像学检查如CT、MRI，而全身检查则包括肺CT和全身骨扫描，甚至PET-CT。

2.局部肿瘤的侵犯范围决定了是否可以保肢。

三、治疗策略

1.患肢局部皮肤条件不佳，影像学显示肿瘤巨大，与血管、神经关系密切，且为术后复发，已无法评估血肿侵及范围，因此没有条件进行保肢治疗。术后的大体标本也证实了术前的判断。

2.即使已经出现肺转移，若局部不具备保肢条件，仍应行截肢手术，以降低局部复发风险。肺转移瘤的治疗应遵循外科手术与化疗相结合的原则。

3.在局部已无保肢条件的情况下，术前化疗已无必要，应先行外科治疗，再进行全身化疗。

共 识

1. 出现骨折应首先区分是创伤性骨折还是病理性骨折，病理性骨折首先应该明确病变性质，不应该在无诊断的情况下贸然进行外科处理。
2. 影像学检查仍应该细化，包括局部加强 CT、MRI，全身骨扫描、肺 CT 甚至 PET-CT。
3. 穿刺活检为明确诊断的重要手段，病理与临床诊断相符则可考虑继续治疗，若不符合或不支持则应选择观察或再次活检。
4. 病理性骨折的外科治疗仍应遵循外科边界原则。但对于血肿污染的处理应尤为谨慎，只有进行完善的影像学检查以确立肿瘤及血肿范围，制订周密的术前计划，才能确定如何达到该肿瘤要求的切除范围，从而降低局部复发风险[1, 2]。
5. 远隔转移并不能成为截肢的禁忌证或姑息保肢治疗的前提。

误 区

1. 不区分或不会区分病理性骨折和创伤性骨折。
2. 怀疑病理性骨折，不进行细致的影像学检查和组织学检查，而盲目进行外科治疗。

(王涛 郝林)

参考文献

[1] 牛晓辉, 丁易. 合并病理性骨折骨肉瘤的治疗. 中华外科杂志. 2008 Nov; 46(22):1730-1733.
[2] Ferguson PC, McLaughlin CE, Griffin AM, et a1. Clinical and functional outcomes of patients with a pathologic fracture in high-grade osteosarcoma. J Surg Oncol. 2010 Aug 1;102(2):120-124.

病 例 15

病史（第一次）

　　女性，33 岁，入院 1 个月前摔伤后出现右大腿肿胀、畸形、活动受限，但未做治疗。伤后 1 个月入院。

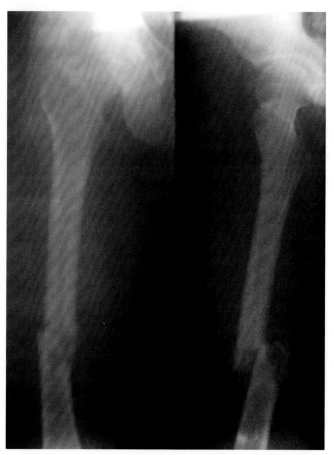

图 15-1　伤后正侧位 X 线片，可见股骨干病理性骨折，骨折端可见溶骨性破坏

体格检查（第一次）

　　右大腿中段肿胀、畸形，可及压痛，未见静脉曲张，皮温正常，右膝关节肿胀，浮髌试验阳性。

化验检查（第一次）

　　未见异常。

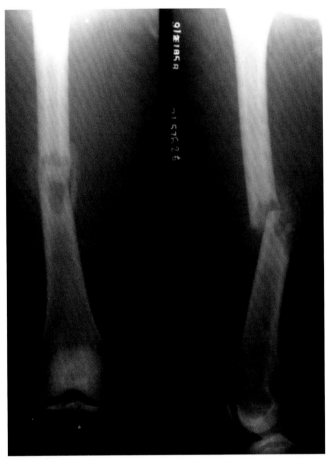

图 15-2 入院时（伤后 1 个月）正侧位 X 线片，骨折端可见骨痂形成

讨论点（第一阶段）

一、诊断如何确定

二、进一步的诊疗策略

讨论精要（第一阶段）

一、诊断

1.青年女性，X线片显示股骨干病理性骨折，折端可见溶骨性病变，边界较清晰。

2.1个月后的X线片显示皮质外形成骨痂，开始出现愈合征象。

3.青年女性股骨干的溶骨性病灶合并病理性骨折，边界较清晰，且1个月后骨折出现愈合征象，考虑良性可能性大，例如骨囊肿。虽然儿童的骨囊肿多发生于长骨的干骺端，但在成人可移行于骨干，本病例不符合骨囊肿的是病灶位于股骨干中段，而不是偏干骺端的骨干，而且病灶边缘并不是很清楚，因此还应警惕恶性病变的可能。

二、诊疗策略

1.应该完善影像学检查，行增强CT了解局部骨破坏情况。

2.待影像学检查完备后，选取有代表性的区域进行穿刺活检以明确病变的性质，诊断明确后再行手术治疗。

3.如穿刺结果提示良性肿瘤合并病理性骨折，可先行牵引制动，密切观察，等待骨折愈合。原因在于骨折愈合后病变被包裹、边界清晰，对于儿童患者可以避免不必要的内固定，靠近骨骺的骨囊肿等病变很难固定，良性病变不致因等待而急剧进展。骨折愈合后行影像学检查，确定肿瘤范围后再行手术治疗。

诊疗情况（第一次）

穿刺活检（第一次）

未见恶性肿瘤细胞。

手术（第一次）

综合临床及影像学没有恶性表现、病理未见恶性肿瘤细胞、临床骨折愈合顺利，故考虑良性可能性大，采用病灶刮除、骨水泥填充、髓内针内固定术。

术后病理（第一次）

良性纤维性肿瘤。

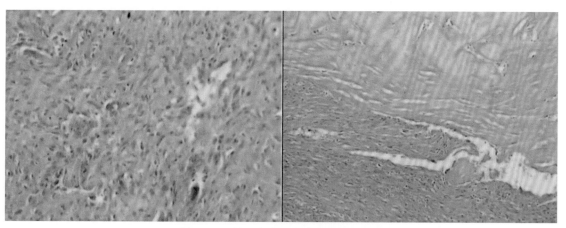

图 15-3 第 1 次术后大体病理镜下表现

病史（第二次）

术后 5 个月下地行走时突发右大腿中段疼痛，不能负重。

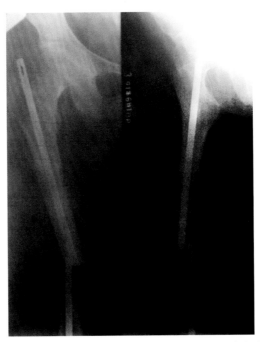

图 15-4 第 1 次术后 5 个月正侧位 X 线片，显示原骨折处发生内固定断裂

手术（第二次）

第 2 次术前考虑第 1 次手术时内固定方式仅为普通的髓内针，强度不足，且填充的骨水泥影响骨折愈合；此次未见明确局部复发，因此行髓内针及骨水泥取出、取髂骨植骨、钢板内固定术。

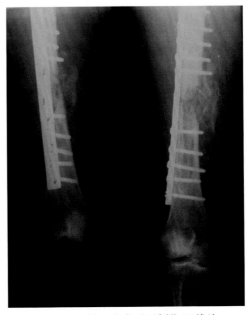

图 15-5 第 2 次术后正侧位 X 线片

术后病理（第二次）

瘢痕组织及凝血块。

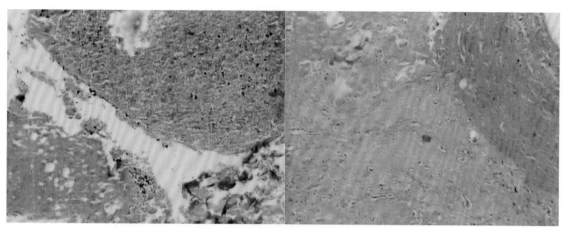

图 15-6 第 2 次术后大体病理镜下表现

随访（第二次，术后）

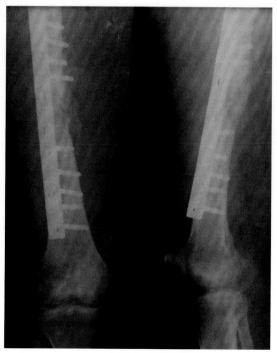

图 15-7 第 2 次术后 5 个月正侧位 X 线片，显示内固定位置良好、植骨未见明显吸收

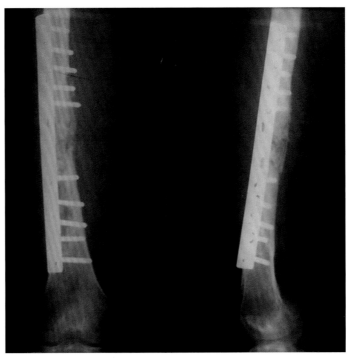

图 15-8 第 2 次术后 10 个月正侧位 X 线片，显示内固定位置良好、植骨有少量吸收

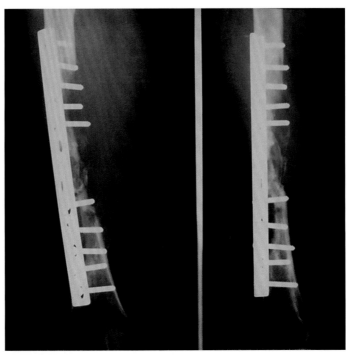

图 15-9 第 2 次术后 21 个月正侧位 X 线片，可见明显植骨吸收和骨质破坏

讨论点（第二阶段）

一、诊断如何确定

二、进一步的治疗策略

讨论精要（第二阶段）

一、诊断

1. 该患者 33 岁，不是骨囊肿的高发年龄，但发病部位在骨干，是这个年龄骨囊肿的好发部位。

2. 患者最初骨折 1 个月以后出现了明显的外骨痂，病变在髓腔的范围比较局限，看起来边缘较清楚，考虑良性病变的可能性大，且术前穿刺及术后病理均为良性。第 1 次术后 4 个月出现髓内针断裂，考虑固定方式及刮除骨水泥填充影响了骨愈合过程，骨折未愈合才会出现内固定失败，术后病理亦进一步证实未见复发表现。

3. 第 2 次术后 21 个月时出现骨质吸收，植骨不愈合，这时应考虑肿瘤复发、感染的可能，否则良性肿瘤骨折植骨此时应已经愈合。

4. 另外一种可能就是肿瘤为恶性，复发后对骨质有破坏。肿瘤为恶性可能是最初时即为恶性肿瘤，发展缓慢，也可能是最初为良性肿瘤，发生了恶变 [1]。

二、治疗策略

1. 此时临床没有明确的感染迹象，影像学高度怀疑恶性肿瘤，应进行局部的穿刺或切开活检，送病理科检查及送检验科培养，明确目前的状态为感染或是肿瘤复发。

2. 如为感染应取出内固定物，改为外固定架固定，行抗感染治疗。

3. 如为肿瘤复发则根据性质行相应治疗。

诊疗情况（第三次）

临床考虑肿瘤复发。

化验检查（第三次）

未见异常。

穿刺活检（第三次）

纤维组织及幼稚的骨痂，未见肿瘤成分。

切开活检（第三次）

骨肉瘤。

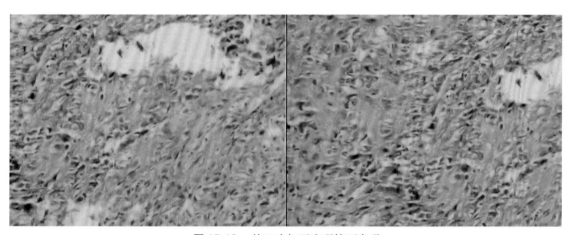

图 15-10 第 3 次切开病理镜下表现

讨论点（第三阶段）

穿刺活检病理结果阴性后的治疗策略

讨论精要（第三阶段）

治疗策略

1. 临床考虑阴性的结果无法解释患者病情，结果可能为假阴性，因此应再行切开活检。

2. 对于骨肉瘤，由于既往两次手术暴露之处均可能有广泛的肿瘤污染，保肢手术风险极大；且肿瘤的上界接近股骨小粗隆，需行髋离断术才能达到安全的边界。另外，考虑到患者治疗过程较长，术前还应检查全身是否有转移病灶。

手术（第三次）

髋关节离断术。

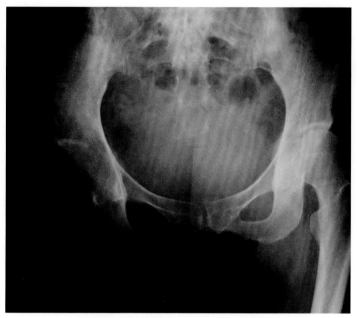

图 15-11 第 3 次术后正位 X 线片

术后病理

骨肉瘤。

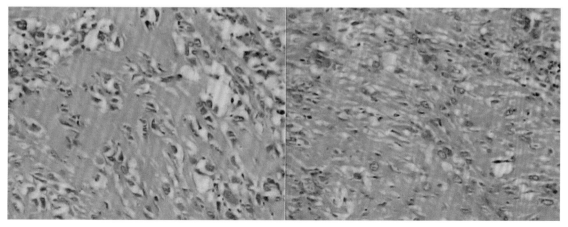

图 15-12 第 3 次术后大体病理镜下表现

共　识

1. 对于良性肿瘤合并病理性骨折，可明确诊断后先行牵引制动，随诊观察，待骨折愈合后再行影像学检查，确定肿瘤范围后再行手术治疗[1]。

2. 当临床与病理不符时，要仔细、全面地根据现有材料进行判断，谨慎地选择进一步的治疗方案。再次活检是值得推荐的。

3. 骨肉瘤合并病理性骨折时并不是保肢的绝对禁忌证，对于适合保肢的患者其局部复发率并不显著高于截肢患者[2]。

误　区

1. 过于相信病理学结果，而不进行临床、影像、病理三结合诊断。

（邓志平　丁　易）

参考文献

[1] Mirra J M. Osseous tumors of intramedullary origin. In: Bone tumors: clinical, radiologic, and pathologic correlations. Lea & Febiger, Philadelphia, 1989, 248-438.

[2] Ferguson P C, McLaughlin C E, Griffin A M, etc. Clinical and functional outcomes of patients with a pathologic fracture in high-grade osteosarcoma. J Surg Oncol. 2010 Aug 1;102(2):120-124.

病 例 16

病史

男性，35 岁，右膝关节疼痛 2 个月，于当地医院就诊。

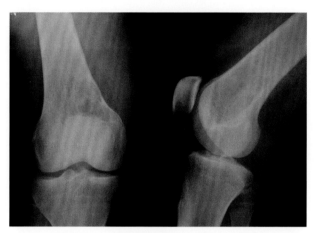

图 16-1　当地医院就诊时正侧位 X 线片

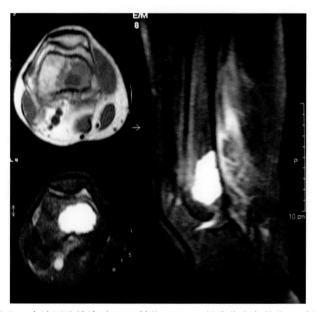

图 16-2　当地医院就诊时 MRI 轴位 T1、T2 抑脂像和矢状位 T2 抑脂像

讨论点（第一阶段）

一、诊断如何确定

二、进一步的诊疗策略

讨论精要（第一阶段）

一、诊断

患者为中年男性，病史不长。X 线片显示右股骨远端偏心溶骨破坏，边界欠清，其内密度均匀。MRI 提示右股骨远端溶骨破坏，信号一致，未见明确的骨膜反应和软组织包块。考虑右股骨远端溶骨病变诊断明确，所以应继续进行检查，包括细致的影像学检查如局部加强 CT 来判断局部骨破坏形态特点。

二、诊疗策略

1. 应待影像学检查结束后，行局部组织学检查来辅助确定诊断，应待病理诊断明确后再确定具体治疗方案。
2. 考虑到右股骨远端溶骨病变伴膝关节疼痛症状，应嘱患者患肢保护、免负重，避免发生病理性骨折，影响进一步诊断治疗。

病史

于当地医院就诊后，未明确诊断及治疗，患肢未进行保护性免负重，也未按时拍摄 X 线片随访，右膝关节疼痛症状又持续了 2 年。

入院 18 小时前摔伤后出现疼痛加重、肿胀和活动受限。

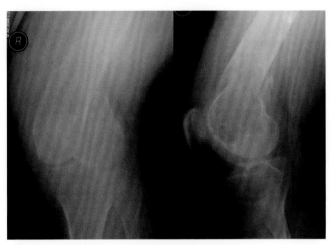

图 16-3　急诊就诊时正侧位 X 线片

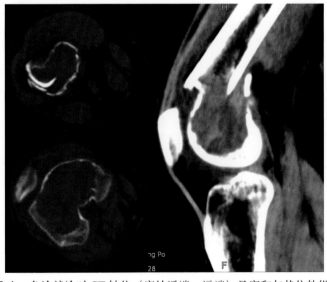

图 16-4　急诊就诊时 CT 轴位（病灶近端、远端）骨窗和矢状位软组织窗

讨论点（第二阶段）

一、诊断如何确定

二、进一步的治疗策略

讨论精要（第二阶段）

一、诊断

1. 病理性骨折诊断成立，但肿瘤性质未明确，结合患者病史较长（2年），病变进展较慢，虽出现病理性骨折，仍考虑良性肿瘤可能性大。
2. 仍然应该进行细致的局部及全身影像学检查来判断肿瘤局部侵及范围及全身情况。

二、治疗策略

1. 应明确组织学诊断，可考虑进行病灶穿刺活检明确组织病理诊断，因患者合并病理性骨折，活检时应充分考虑到骨折导致的血肿甚至早期骨痂对诊断的干扰，在穿刺活检基本原则指导下，应注意取材部位（尽量远离骨折端）及充分取材。
2. 没有明确诊断前的外科治疗是不可取的。
3. 应评价骨折的具体情况，如是否为稳定性骨折、骨折的粉碎情况、是否为关节内骨折、骨折污染范围等。
4. 应保持患肢制动，以利于患者止痛及避免加重局部损伤。

体格检查

右膝关节肿胀明显，皮肤颜色正常，皮温稍高，压痛明显，右膝关节活动明显受限。

影像学检查

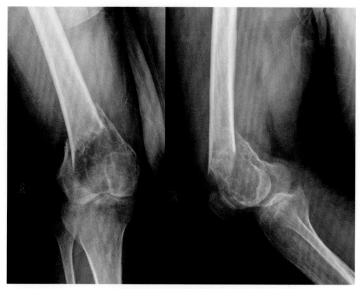

图 16-5 入院时正侧位 X 线片

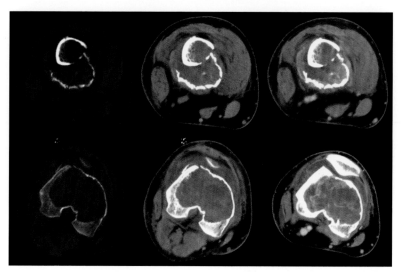

图 16-6 入院时 CT 轴位（病灶近端、远端）骨窗、软组织窗和软组织增强窗

穿刺病理

少许破碎组织，部分区域为成骨细胞的活跃增生伴有不规则且丰富的新生编织骨，灶性破骨细胞样多核巨细胞区域，单核细胞有轻度非典型性，组织内陈旧出血，考虑骨巨细胞瘤合并病理性骨折。

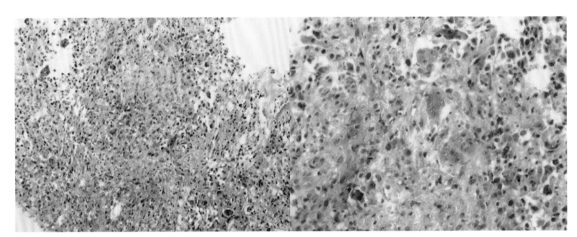

图 16-7　穿刺活检病理镜下表现

讨论点（第三阶段）

进一步的治疗策略

讨论精要（第三阶段）

治疗策略

1. 结合患者临床、影像、病理检查，患者骨巨细胞瘤合并病理性骨折诊断明确。

2. 理论上良性肿瘤合并病理性骨折可行保守治疗、即等待骨折愈合后再行进一步治疗，如骨囊肿合并病理性骨折。但对于骨巨细胞瘤合并病理性骨折，须考虑到骨巨细胞瘤局部侵袭性较强、破坏较严重，且病变好发于骨端，病理性骨折可为关节内骨折，若行保守治疗，会存在骨折复位不佳、影响关节面完整性和平整性的问题。

3. 骨巨细胞瘤合并病理性骨折后若直接行手术治疗，考虑到骨折本身的骨皮质不连续及造成的血肿播散，行扩大刮除手术难度较大，肿瘤复发率高，而且刮除后骨壁薄、强度差、内固定困难。另一方面，若直接行瘤段截除、特制人工假体置换，虽可降低局部复发率，但手术并发症发生率高，患者的术后功能较扩大刮除术明显受限，且需考虑远期人工假体翻修的可能。

非手术治疗

采取胫骨结节持续骨牵引，每 4 周静脉输注双磷酸盐治疗。

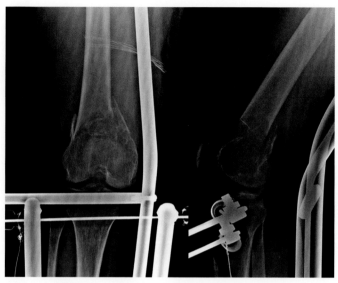

图 16-8 胫骨结节骨牵引后正侧位 X 线片

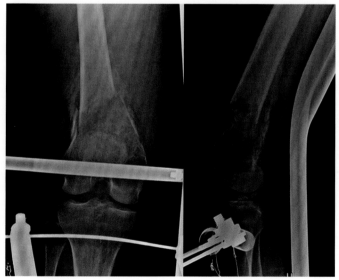

图 16-9 胫骨结节骨牵引 1 个月后正侧位 X 线片

患者定期复查，持续治疗 4 个月后，病理性骨折完全愈合、病变范围局限伴明显骨化。

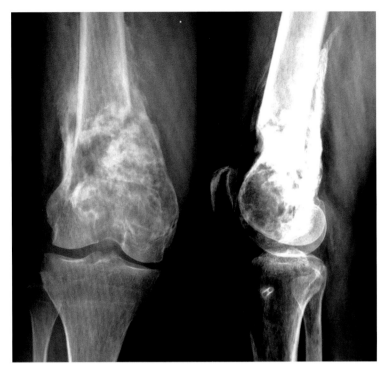

图 16-10 胫骨结节骨牵引 4 个月后正侧位 X 线片

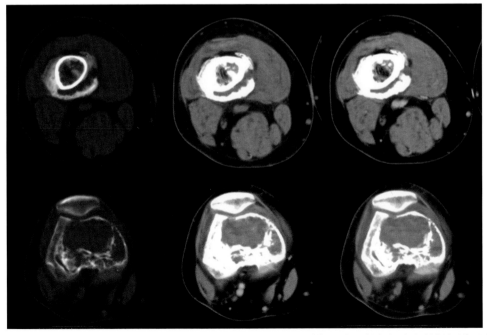

图 16-11 胫骨结节骨牵引 4 个月后 CT 轴位（病灶近端、远端）骨窗、软组织窗和软组织增强窗

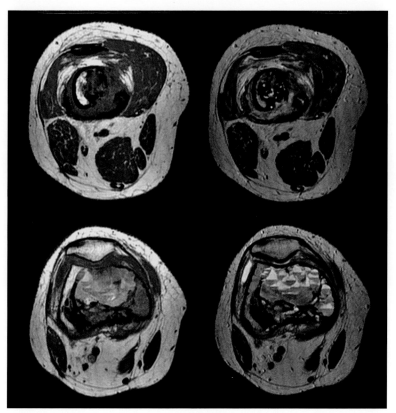

图 16-12 胫骨结节骨牵引 4 个月后 MRI 轴位（病灶近端、远端）T1、T2 像

手术

病灶刮除、骨水泥刮除、钢板内固定术

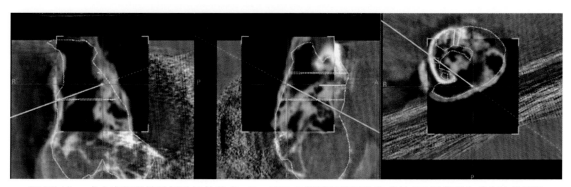

图 16-13 术中应用计算机辅助导航技术，Iso-C3D C 型臂扫描图像和术前 CT 图像融合确定边界情况

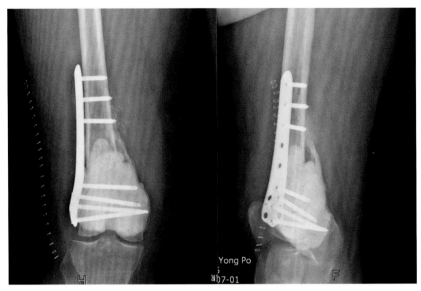

图 16-14　术后正侧位 X 线片

术后病理

　　富巨细胞病变，大部分为单核基质细胞伴多核巨细胞，部分呈动脉瘤样骨囊肿结构，单核细胞无明显异型性及多形性，诊断考虑骨巨细胞瘤伴动脉瘤样骨囊肿。

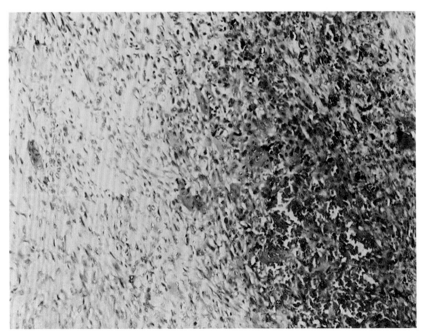

图 16-15　术后大体病理镜下表现

术后随访

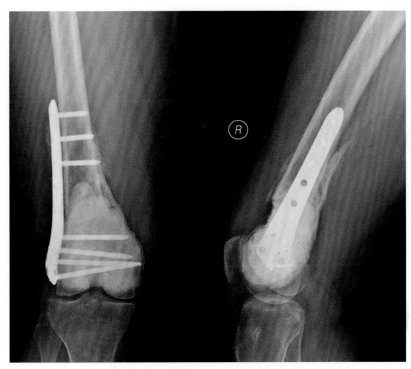

图 16-16 术后 12 个月正侧位 X 线片

讨论点（第四阶段）

骨巨细胞瘤合并病理性骨折的刮除治疗选择。

===== 讨论精要（第四阶段） =====

1. 并非所有的骨巨细胞瘤合并病理性骨折都适合保守治疗，即待骨折愈合后行扩大刮除手术。保守治疗只适用于简单骨折、关节外骨折、骨牵引后可获得骨折满意复位的患者。

2. 骨巨细胞瘤为良性侵袭性病变，单纯骨牵引治疗骨折不易愈合，且病变易加重进展，需同时使用双磷酸盐治疗。双磷酸盐是近年来文献上认为对骨巨细胞瘤治疗有效的药物，也有作者报道地诺单抗对治疗骨巨细胞瘤有效。

3. 仍需考虑保守治疗后骨折有不愈合、畸形愈合、病变进展、无法行扩大刮除手术的可能，需要严密监测病情变化、定期进行影像学复查，若保守治疗无效，仍需要及时行肿瘤瘤段截除、特制人工关节置换手术。

4. 骨巨细胞瘤合并病理性骨折的发病率较低，尚未有统一的标准治疗方案，仍需要有进一步的大宗的病例总结。

共　识

1. 一旦临床及影像学发现骨病变，应谨慎对待，应由骨与软组织肿瘤专科医生进行进一步诊治，以免延误病情或误诊误治；尤其对于溶骨破坏的病变，更应小心其发生病理性骨折的风险。对于任何没有合并病理性骨折的病变，其治疗都相对容易，患者也可免去不必要的痛苦。
2. 出现骨折应首先区分是创伤性骨折还是病理性骨折，病理性骨折首先应该明确病变性质，不应该在无明确诊断的情况下贸然进行外科处理。
3. 影像学检查仍应该细化，包括局部的加强 CT、MRI 和全身骨扫描及肺 CT 等。
4. 骨巨细胞瘤合并病理性骨折选择保守治疗即等待骨折愈合后再治疗是有相对的适应证的，并非所有病例都适合。保守治疗也有疾病进展、治疗失败的可能 [1]。
5. 骨巨细胞瘤合并病理性骨折发病率低、治疗经验少，尚没有统一的治疗标准 [2, 3]。

误　区

1. 不区分或不会区分病理性骨折和创伤性骨折。
2. 怀疑病理性骨折，不细化影像学检查和组织学检查，而盲目进行外科治疗。
3. 病理性骨折后为防止肿瘤复发，进行过度扩大外科边界的治疗。

（赵海涛　张　清）

参考文献

[1] Chanchairujira K, Jiranantanakorn T, Phimolsarnti R, et a1. Factors of local recurrence of giant cell tumor of long bone after treatment: plain radiographs, pathology and surgical procedures. J Med Assoc Thai, 2011 Oct;94(10):1230-1237.
[2] Jeys LM, Suneja R, Chami G, et a1. Impending fractures in giant cell tumors of the distal femur: incidence and outcome. Int Orthop, 2006 Apr;30(2):135-8.
[3] Balke M, Campanacci L, Gebert C, et a1. Bisphosphonate treatment of aggressive primary, recurrent and metastatic Giant Cell Tumour of Bone. BMC Cancer, 2010 Aug 29;10:462.

第四章　其　他

病 例 17

病史

女性，50岁，3个月前无明显诱因出现左膝内侧隐痛，休息后可缓解；20天前疼痛加重。

体格检查

左小腿上段内侧略肿胀，可及压痛，未触及肿块，未见静脉曲张，皮温正常，左膝关节活动不受限。

影像学检查

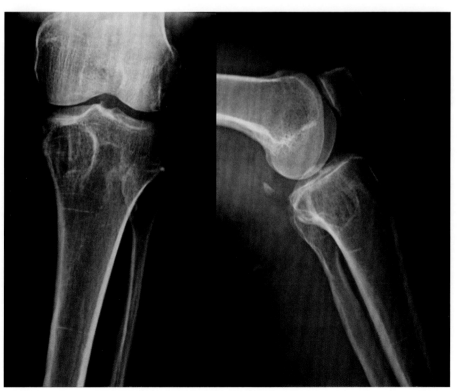

图 17-1　入院时正侧位 X 线片，显示左胫骨上端内侧溶骨性破坏，边界清楚，可见硬化缘

讨论点（第一阶段）

一、诊断如何确定

二、进一步的诊疗策略

讨论精要（第一阶段）

一、诊断

1.老年女性，病史 3 个月，症状轻，但有进展。

2.X 线片显示左胫骨上端内侧溶骨性破坏，边界清楚，有硬化缘。未见明确的骨膜反应和软组织包块。X 线片首先考虑良性病变。应继续进行检查，包括细致的影像学检查如局部增强 CT 来判断病灶内密度和血运、骨皮质是否破坏及有无软组织包块等。

二、诊疗策略

1.行局部增强 CT，以明确病变性质和范围。

2.CT 完成后进行病灶穿刺活检，依据 CT 图像选取穿刺活检入路。

影像学检查

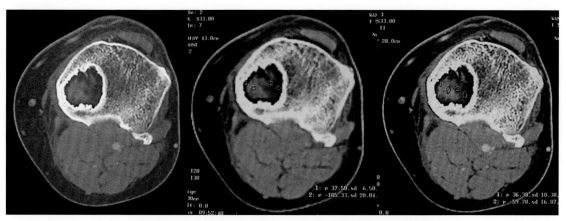

图 17-2　入院时 CT 轴位骨窗、软组织窗和软组织增强窗

穿刺活检

　　可见多量组织细胞，组织细胞间见少量轻度异型性细胞。细胞间富含黏液，细胞界限不清，核小，胞浆空亮、透明，部分似印戒样细胞，核分裂象少见。另见少量死骨、炎症反应，未见肿瘤性成骨及软骨，首先考虑生长活跃的纤维组织细胞瘤。

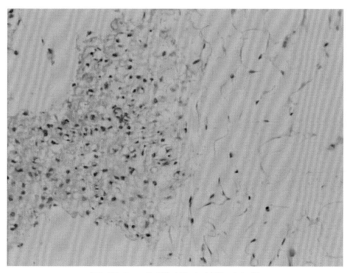

图 17-3　穿刺活检病理镜下表现

讨论点（第二阶段）

一、诊断如何确定

二、进一步的治疗策略

讨论精要（第二阶段）

一、诊断

1.症状和体征：轻度疼痛 3 月。

2.影像学诊断为胫骨上端良性病变。

3.病灶活检病理结果为生长活跃的纤维组织细胞瘤。

二、治疗策略

1.良性肿瘤应行囊内切除或边缘切除；如果是生长活跃的肿瘤，最好行边缘切除。

2.影像学上病灶边缘非常清楚，有硬化缘，如果能做到从硬化缘外去除肿瘤，虽然是刮除术，但实际可以达到边缘的外科边界，同时保留了良好的功能。术中可以采取扩大刮除术，即自病灶上下缘开窗、从硬化缘外切除肿瘤，同时用高速磨钻扩大边界，以石碳酸或氩气刀等处理边缘，空腔填充骨水泥，便于术后随访观察复发情况。

手术

病灶扩大刮除、骨水泥填充术。

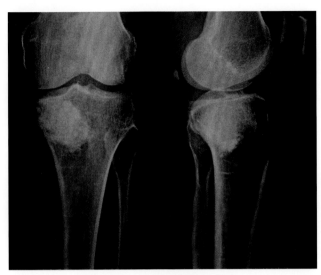

图 17-4　术后正侧位 X 线片

术后病理

可见出血、死骨、少量脂肪组织及不规则成片分布的组织细胞，细胞浆透明，核深染，中度异型性，未见核分裂象，未见肿瘤性成骨及肿瘤性软骨，考虑低度恶性纤维组织细胞瘤。

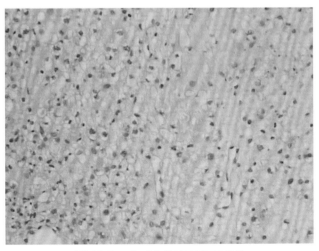

图 17-5　术后大体病理镜下表现

讨论点（第三阶段）

下一步如何处理

讨论精要（第三阶段）

1. 最后诊断为低度恶性纤维组织细胞瘤。
2. 恶性肿瘤应该行广泛切除：此患者可以行瘤段截除，特制人工假体置换。
3. 术前为降低复发率，肿瘤是从硬化缘外切除，同时使用了高速磨钻、氩气刀等辅助手段，应该是边缘的外科边界，对于低度恶性，也是可以接受的。空腔填充骨水泥，避免了植骨后骨吸收不易与复发鉴别，可以早期发现复发。
4. 此患者可以采取密切随访，观察，若有复发征象，立即行二次手术。

随访

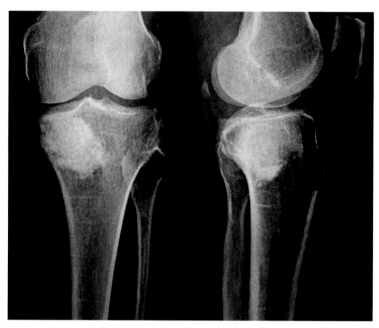

图 17-6 术后 4 个月正侧位 X 线片

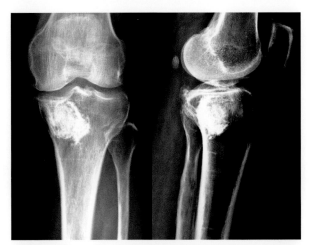

图 17-7 术后 11 个月正侧位 X 线片

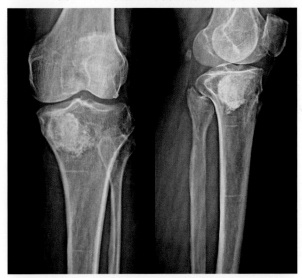

图 17-8 术后 20 个月正侧位 X 线片

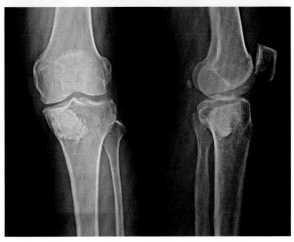

图 17-9 术后 57 个月正侧位 X 线片

共　识

1. 骨肿瘤的诊断原则是临床、影像、病理三结合。在完成全部影像学检查之后再行穿刺活检。穿刺活检要选取肿瘤活跃的部位。
2. 当出现影像学与病理不符，特别是良、恶性不符时，多方会诊是很必要的，专科医生更有经验。
3. 一旦术后诊断和术前诊断不符，应该立即制订下一步治疗措施，必须要根据具体病理、术中情况制订合理的治疗措施，包括：化疗、放疗、扩大切除。如需观察，应定期行 X 线、增强 CT、全身骨扫描、胸部 CT 等检查。

误　区

1. 单纯依靠影像学或病理学，就进行诊断和治疗，都是不可取的。
2. 不是所有的低度恶性肿瘤都可以在行扩大刮除后采取观察措施，相反，大部分病例都需要二次扩大切除 [1, 2]。

（鱼锋　张清）

参考文献

[1] Mohler D G, Chiu R, McCall D A, et a1. Curettage and cryosurgery for low-grade cartilage tumors is associated with low recurrence and high function. Clin Orthop Relat Res, 2010 Oct, 468(10):2765-2773.
[2] Souna B S, Belot N, Duval H, et a1. No recurrences in selected patients after curettage with cryotherapy for grade I chondrosarcomas. Thomazeau H Clin Orthop Relat Res, 2010 Jul, 468(7):1956-1962.

病 例 18

病史

女性，20岁，左髋部疼痛3个月入院。

体格检查

左下肢跛行步态，左腹股沟区可触及软组织包块，质硬，边界不清，局部皮肤颜色正常，皮温稍高，可及明显压痛，左髋关节各项活动均明显受限。

影像学检查

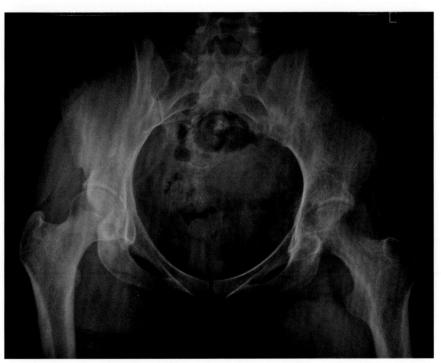

图 18-1 入院时骨盆及双髋正位 X 线片，显示左髋关节骨质破坏，边界不清，关节间隙变窄

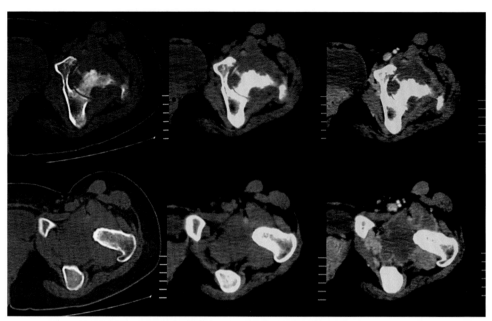

图 18-2　入院时 CT 轴位骨窗、软组织窗和软组织增强窗，显示左髋关节内巨大肿瘤性病变，伴股骨头破坏

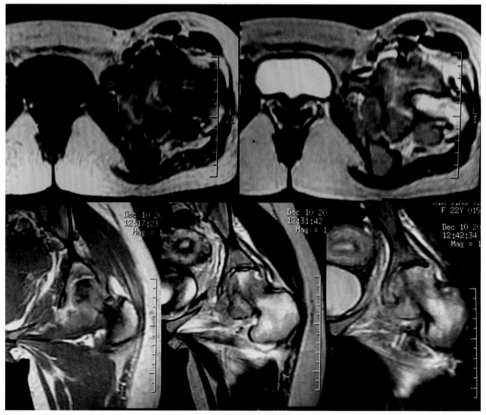

图 18-3　入院时 MRI 轴位 T1、T2 像，冠状位 T1、T2 像及 T2 抑脂像，显示左髋关节内巨大肿瘤性病变，侵犯股骨头和髋臼

讨论点（第一阶段）

一、诊断如何确定

二、活检方式及入路选择

一、诊断

1. 骨与软组织肿瘤的诊断需遵循临床、影像、病理三结合的原则。

2. 此患者临床表现为左髋部疼痛 3 个月，X 线片表现为左股骨头的溶骨破坏，边界不清，结合 CT、MRI 表现可见肿瘤位于左髋关节内，髋关节膨胀表现明显，同时伴股骨头多灶性溶骨破坏，肿物强化明显，且呈不均匀性，初步考虑为关节内的恶性肿瘤。

3. 若考虑恶性肿瘤可能，需进一步完善和骨与软组织肿瘤全身情况相关的全身骨扫描及胸部 CT 检查。

4. 在进一步治疗前，应获得组织病理学的支持，以进一步确定诊断。

二、活检方式

1. 大量的临床实践与文献证实，对于绝大多数骨与软组织肿瘤，采用芯针穿刺活检（core-needle biopsy）可达到满意的诊断率，同时对患者的损伤较小，可有效地减少活检道的污染范围。

2. 根据肿瘤外科手术的治疗原则，穿刺活检道需要在未来的手术治疗中被切除，所以要选取在进一步有可能的手术切口线上。对于此患者，由于考虑到有可能行股骨近段瘤段截除，所以选择了术者熟悉、行程较短、损伤较小的外侧入路。

诊断情况

全身骨扫描及胸部 CT 提示为左髋关节单发病变。

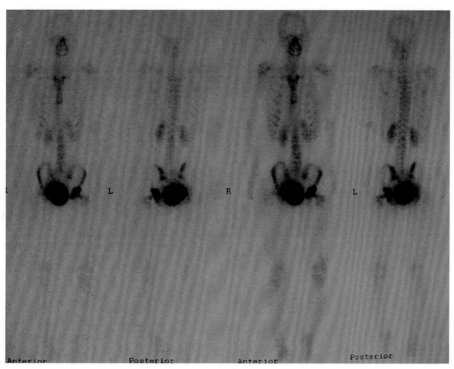

图 18-4 入院时 ^{99m}Tc 全身骨扫描

穿刺活检病理诊断为滑膜肉瘤。

讨论点（第二阶段）

一、关节内软组织肿瘤的诊断要点
二、关节内软组织肿瘤的治疗策略

讨论精要（第二阶段）

一、诊断要点

1. 关节内软组织肿瘤发病年龄范围较广，成人多见，以关节内肿胀、疼痛、活动受限为主要表现。关节内软组织肿瘤以良性肿瘤好发，一般病史时间较长，常见肿瘤包括：滑膜软骨瘤病、色素沉着绒毛结节性滑膜炎、血管脂肪瘤、滑膜瘤等。

2. 滑膜肉瘤好发于关节外、肌肉外的软组织内，关节内少见。

3. 一部分发生于骨端的骨来源肿瘤也可表现为关节肿胀、疼痛、活动受限，但均为反应性的关节积液肿胀，如软骨母细胞瘤、关节内的骨样骨瘤等。

二、治疗策略

1. 经过临床、影像学、病理三结合，此患者左髋关节滑膜肉瘤诊断明确。从患者 CT 及 MRI 表现，均显示肿瘤巨大，强化明显，反应区范围广。按照骨与软组织原发恶性肿瘤广泛外科切除的原则，直接手术不易达到足够的边界，局部复发率高，因此应考虑行术前化疗。

2. 依据化疗结束后化疗效果的评估，决定手术方案。

化疗后影像学检查

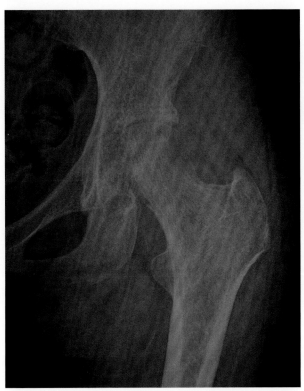

图 18-5　化疗后左髋关节正位 X 线片，显示左股骨头溶骨破坏、边界不清

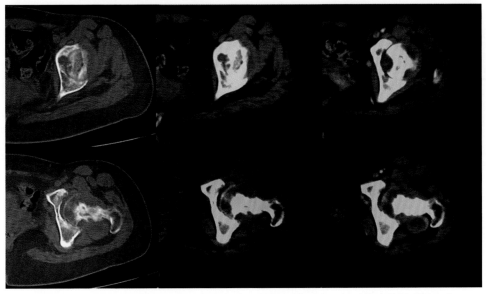

图 18-6　化疗后 CT 轴位骨窗、软组织窗、软组织增强窗，显示肿瘤范围明显变小

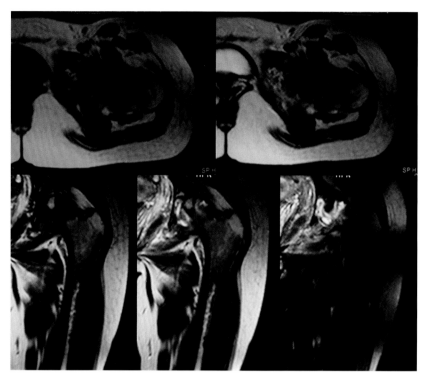

图 18-7 化疗后 MRI 轴位 T1、T2 像，冠状位 T1、T2 像及 T2 抑脂像，显示肿瘤范围明显变小，周围水肿减轻

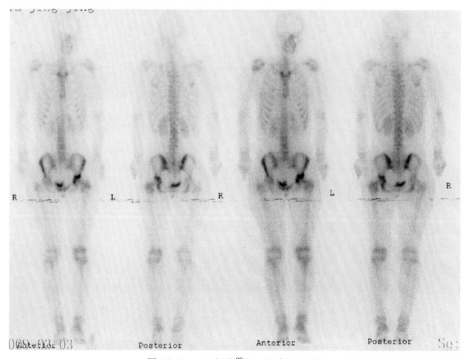

图 18-8 入院时 ^{99m}Tc 全身骨扫描

讨论点（第三阶段）

一、术前化疗效果的评估

二、手术方案的制订

讨论精要（第三阶段）

一、术前化疗效果评估

患者的临床表现方面疼痛症状和局部肿胀减轻、关节活动度增加，影像学表现方面增强 CT 显示肿瘤边界清楚，MRI 显示水肿区域变小或消失，这几方面都表现为化疗有效。同时术后还需评估大体标本的肿瘤坏死情况，更直接地了解化疗对于肿瘤的效果。

二、手术方案

1. 患者的化疗有效且主要的神经血管未受累，可以行保肢手术，需行肿瘤广泛切除后，再考虑重建的方式。
2. 此患者肿瘤的发病位置较特殊，位于髋关节内，需要行髋关节外的切除才能达到广泛切除的外科边界。
3. 因需要行全髋关节外的切除，术中可使用计算机辅助导航技术，协助完成广泛的外科切除边界，同时达到更精确的切除以利于重建。
4. 术后标本多行多个断面的剖开，以检查手术切除的边界，是否达到了术前设计的广泛的外科边界。

手术

计算机导航辅助全髋关节肿瘤切除、人工全髋关节假体置换术。

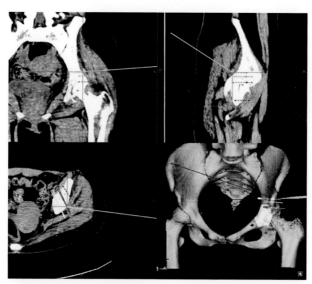

图 18-9 术中运用计算机导航技术确认肿瘤的边界，并按照术前计划行全髋关节肿瘤的关节外切除

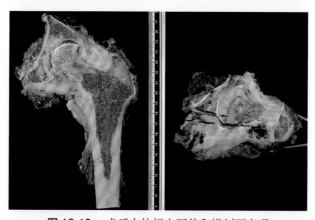

图 18-10 术后大体标本冠状和横剖面表现

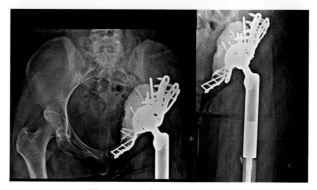

图 18-11 术后正位 X 线片

共 识

1. 骨与软组织肿瘤的诊断原则是临床、影像、病理三结合，在完成全部影像学检查之后再行穿刺活检，活检入路一定选在进一步的手术切口路径上。
2. 新辅助化疗不是软组织肉瘤的标准治疗方案，当肿瘤较大且与血管神经束关系密切、直接手术不易获得广泛切除边界时，才考虑行术前化疗。原发骨与软组织肉瘤的保肢手术是医生和患者的共同追求，但达到肿瘤的广泛切除是前提，因此对于这类肿瘤，无论是截肢手术还是保肢手术，广泛的外科切除边界是医生必须遵守的原则。
3. 关节内原发恶性软组织肉瘤的外科治疗仍应遵循外科边界原则[1]，正逐步在临床应用的计算机导航技术可更好地帮助医生进行术前设计以及术中更精确地完成术前设计[2, 3]。

误 区

1. 关节内原发恶性肿瘤少见，不行穿刺活检，就按照良性肿瘤进行治疗，一旦误诊，后果严重。
2. 随意选择穿刺入路，不考虑进一步手术需要，易造成进一步手术困难或肿瘤种植转移。关节内肿瘤穿刺活检时须考虑到有恶性肿瘤的可能，同时兼顾穿刺活检的基本要求，以选择更合适的穿刺入路。
3. 忽略关节内原发恶性软组织肉瘤的外科边界原则，导致肿瘤的复发和转移。

（赵海涛 张 清）

参考文献

[1] Rüdiger HA, Dora C, Bode-Lesniewska B, et a1. Extra-articular resection of the hip with a posterior column-preserving technique for treatment of an intra-articular malignant lesion. A report of two cases. J Bone Joint Surg Am, 2005 Dec;87(12):2768-74.
[2] Wong K C, Kumta S M. Computer-assisted tumor surgery in malignant bone tumors. Clin Orthop Relat Res, Epub 2012 Sep 5.
[3] Wodajo F M, Bickels J, Wittig J, et a1. Complex reconstruction in the management of extremity sarcomas. Curr Opin Oncol, 2003 Jul;15(4):304-312.

病 例 19

病史

女性，13 岁。入院 2 个月前被人撞伤左肩部后即出现疼痛。

体格检查

左上臂上段外后侧可及压痛，没有明显的包块，局部皮色及皮温正常，未见破溃及静脉曲张。左肩关节前屈、后伸、外展稍受限，其他各方向活动不受限。

影像学检查

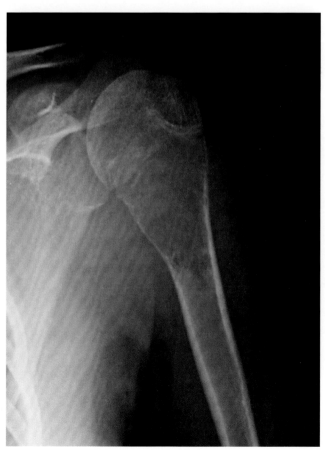

图 19-1　入院时正位 X 线片

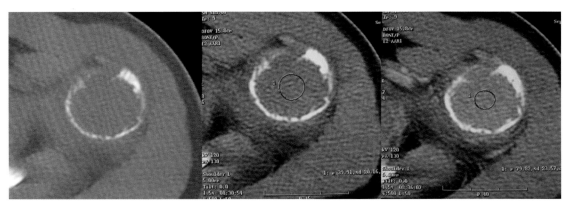

图 19-2　入院时 CT 轴位骨窗、软组织窗和软组织增强窗

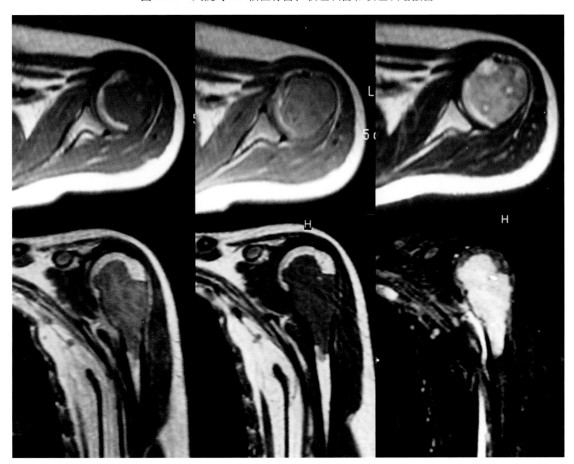

图 19-3　入院时 MRI 轴位 T1、T1 增强、T2 和冠状位 T1、T2 及 T2 抑脂像

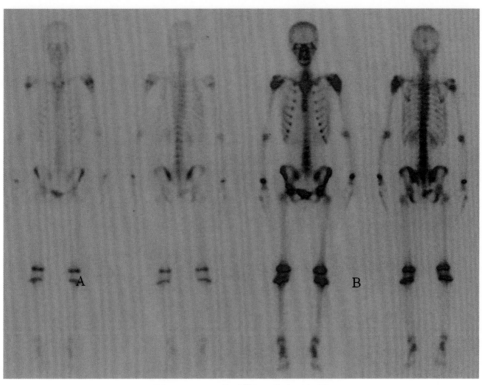

图 19-4　入院时 ^{99m}Tc 全身骨扫描

讨论点（第一阶段）

诊断如何确立

讨论精要（第一阶段）

诊断

1. 患者为 13 岁青少年女性，外伤后检查发现左肱骨近端溶骨性病变。X 线检查显示为肱骨近端干骺端的溶骨性破坏。从 X 线上看患者骺板部分闭合，干骺端髓腔内可见溶骨性破坏，近端达到骺端。病变居中，基质均匀，未见明显骨化及钙化，病变边缘清晰，骨皮质受侵变薄并有膨胀，未见明显骨膜反应及软组织包块。

2. 从 X 线片上看支持侵袭性较强的病变。从骨肿瘤发病的流行病学分析，符合这种 X 线片表现的常见肿瘤有骨肉瘤、动脉瘤样骨囊肿和单纯性骨囊肿。其中，骨肉瘤中的毛细血管扩张型骨肉瘤可以表现为单纯溶骨性骨破坏；而单纯性骨囊肿及动脉瘤样骨囊肿 X 线片上也主要表现为溶骨性破坏。这三种疾病均好发于干骺端，好发年龄均为 10～20 岁，但却有着截然不同的治疗方式和预后，需要进一步鉴别诊断。

3. 增强 CT 显示病变 CT 值是 39，强化以后是 79，说明病变内部的血运还是比较丰富。而单纯性骨囊肿通常没有强化，CT 值接近零，可以排除单纯性骨囊肿的可能。从这些影像学的表现上无法进一步区别其他几种疾病，需要病理活检协助诊断。

穿刺病理

可见瘤体结构，其内可见密集、丰富的单核肿瘤细胞，轻度非典型性，偶见核分裂，散在破骨细胞样多核巨细胞，组织形态符合骨巨细胞瘤。

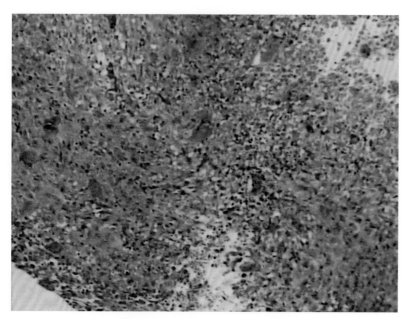

图 19-5　穿刺活检病理镜下表现

讨论点（第二阶段）

一、最终诊断如何确立
二、进一步的治疗策略

讨论精要（第二阶段）

一、最终诊断

1. 结合临床、影像和病理学结果，最终诊断为骨巨细胞瘤。

2. 骨巨细胞瘤的好发年龄为 20 ~ 40 岁，好发部位是长骨骨端，发生于骨骺闭合之前的骨巨细胞瘤少见，文献报道 [1, 2] 其发生率仅占骨巨细胞瘤的 1.8% ~ 10.6%。北京积水潭医院的资料显示发生于骨骺闭合之前的骨巨细胞瘤仅占全部骨巨细胞瘤的 2.5%，均发生于干骺端，好发部位依次是胫骨近端、股骨远端和胫骨远端，病变多侵及骺板。文献仅报道过 1 例儿童骨巨细胞瘤发生于骺端。组织学上，发生于儿童的骨巨细胞瘤与成人的骨巨细胞瘤没有区别。

二、治疗策略

儿童骨巨细胞瘤的治疗与成人骨巨细胞瘤的治疗原则一样，即局部扩大刮除、填充骨水泥，同时应用内固定。文献报道 [1, 2] 扩大刮除后儿童骨巨细胞瘤的复发率约为 20%，与成人骨巨细胞瘤没有区别，且刮除后肢体长度差异不大。

手术

病灶刮除、骨水泥填充、钢板内固定术。

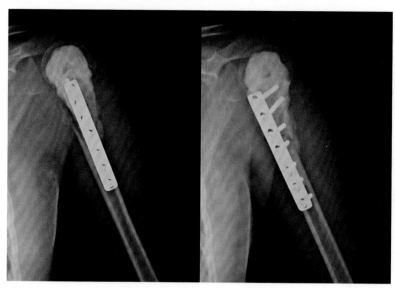

图 19-6　术后正侧位 X 线片

术后病理

细胞丰富，易见核分裂，局部细胞呈短梭形，多核巨细胞变小而少，诊断为骨巨细胞瘤。

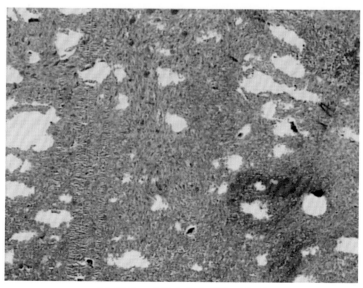

图 19-7　术后大体病理镜下表现

随访影像学检查

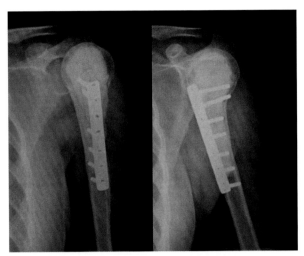

图 19-8 术后 18 个月正侧位 X 线片

共　识
1. 骨肿瘤的诊断中会出现不典型的临床表现，如发病年龄和发病部位，这时需严格按照临床、影像和病理三结合并进行综合分析的原则进行分析。 2. 儿童骨巨细胞瘤的发病部位多在长骨干骺端，与成人的骨端发病有所区别。 3. 儿童骨巨细胞瘤的治疗原则与成人相同。

误　区
1. 在影像学无法鉴别的情况下，盲目治疗后果严重。手术前活检可提供有效的鉴别诊断依据。

（徐立辉　张　清）

参考文献

[1] Puri A, Agarwal M G, Shah M, Jambhekar N A, et al. Giant cell tumor of bone in children and adolescents. J. Pediatr. Orthop. 2007; 27: 635–639.

[2] Unni K.K. Dahlin's bone tumor: general aspects and data on 11 087 cases. 5th edition: Philadelphia. Lippincott-Raven Publishers, 1996.

病 例 20

病史

男性，39 岁。入院 3 个月前出现右肩关节疼痛、活动受限，未予诊治，1 个月前再次出现右肩关节疼痛、活动受限，逐渐加重。

体格检查

蹒跚步态，双下肢畸形明显，双侧髋关节活动明显受限，均以左侧为著。

实验室检查

WBC：9.77×10^9/L（$4 \sim 10 \times 10^9$/L）

Hb：101g/L（$110 \sim 160$g/L）

PLT：369×10^9/L（$100 \sim 300 \times 10^9$/L）

ESR：18mm/h（$0 \sim 15$mm/h）

AKP：637IU/L（<90IU/L）

血钙：3.7mmol/L（$2.25 \sim 2.74$mmol/L）

血磷：0.81mmol/L（$0.97 \sim 1.61$mmol/L）

入院时影像学检查

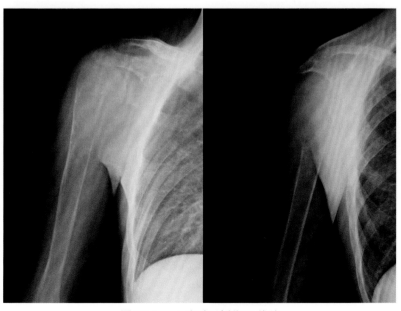

图 20-1　入院时正侧位 X 线片

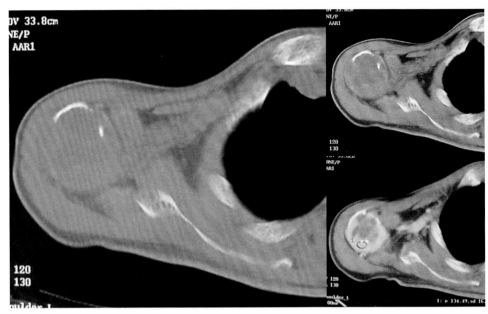

图 20-2 入院时 CT 轴位骨窗、软组织窗、软组织增强窗

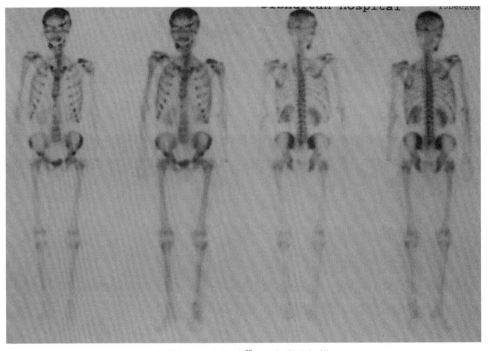

图 20-3 入院时 ^{99m}Tc 全身骨扫描

讨论点

一、诊断如何确定

二、进一步的诊疗策略

讨论精要

一、诊断

1. 患者主诉为右肩部疼痛、活动受限，表现为局部症状，但查体提示双下肢畸形、双髋关节活动明显受限，因患者首先是 3 个月前出现右肩部疼痛，查体时才发现双下肢畸形，需要考虑全身疾病在局部症状比较显著的情况。

2. X 线片显示右肱骨近端弥漫性病变，边界不清楚，骨皮质不连续，没有骨膜反应，基质相对均一，合并病理性骨折；而骨扫描显示右肱骨、左锁骨、颅骨多发骨病变。如仅考虑影像学改变，首先不能除外的是转移癌和多发性骨髓瘤，而实验室检查提示 AKP 和血钙高，则需要考虑甲状旁腺功能亢进引起的全身骨骼代谢异常，但依然不能排除转移癌的诊断。

二、诊疗策略

1. 首先应行穿刺活检，确定诊断，同时继续完善骨扫描显示异常处的影像学检查，包括 X 线片和 CT，应待病理诊断明确后再确定具体治疗方案。

2. 应行甲状旁腺激素、核素扫描检查以排除有无甲状旁腺肿瘤的可能。

3. 因为考虑为病理性骨折，贸然局部手术是不可取的，应给予临时性外固定如石膏或支具制动。

穿刺病理

富含巨细胞的病变，巨细胞数量多、体积小、核数量少，另见多量出血、纤维细胞及梭形细胞，梭形细胞核呈卵圆形，无明显间变，未见核分裂，还可见少量急、慢性炎细胞。诊断考虑：①甲状旁腺功能亢进，请临床做相关实验室检查。②骨巨细胞瘤待除外。③非骨化性纤维瘤待除外。

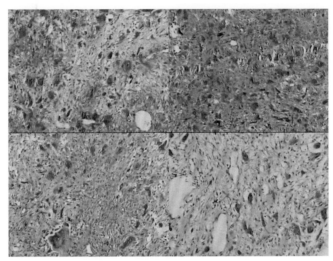

图 20-4 穿刺活检病理镜下表现

其他部位影像学检查

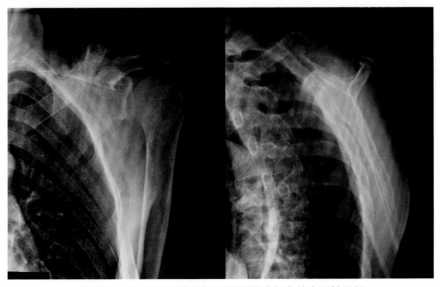

图 20-5 左锁骨 X 线片提示溶骨性破坏合并病理性骨折

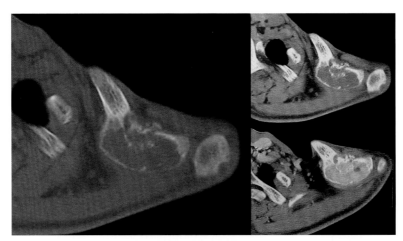

图 20-6 左锁骨 CT 骨窗、软组织窗和软组织增强窗提示病变基质相对均一

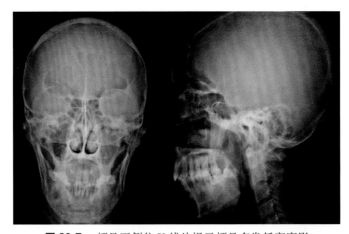

图 20-7 颅骨正侧位 X 线片提示颅骨多发低密度影

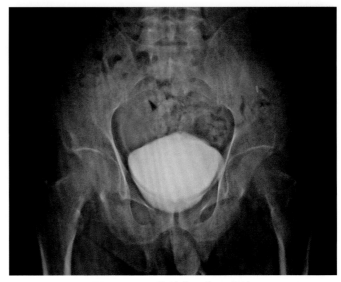

图 20-8 双髋关节正位 X 线片

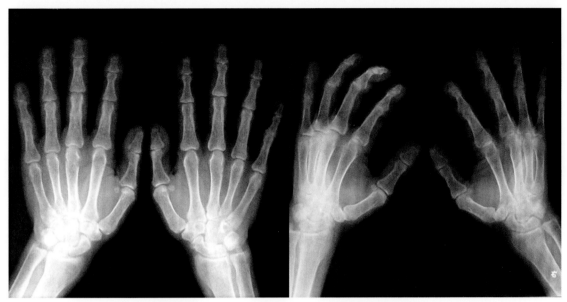

图 20-9　双手正斜位 X 线片提示骨多发低密度影

补充实验室检查

PTH（甲状旁腺激素）：1270pg/ml（15～56pg/ml）。

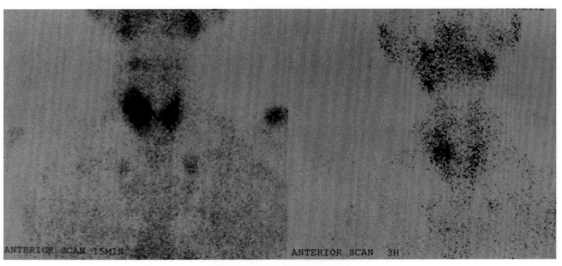

图 20-10　甲状腺核素扫描

考虑诊断为甲状旁腺肿瘤，转入普外科行甲状旁腺肿瘤切除术。

术后病理

送检甲状旁腺约 3cm×2cm×1.5cm。部分游离表面欠光滑；部分甲状旁腺与甲状腺紧密粘连。镜下示：甲状旁腺无明显被膜，以嗜酸细胞增生为主，少量透明细胞，细胞有非典型性，偶见核分裂，但无明显异形性及间变，肿瘤细胞排列呈条索状、巢状、弥漫片状和小梁状，间质见粗大纤维性条索。局部区域浸润被膜，小灶性可疑侵透甲状旁腺被膜至甲状腺被膜外，甲状腺内可见少量肿瘤组织，极少数区域可疑脉管内有贴壁瘤栓。结合临床表现考虑为甲状旁腺癌。

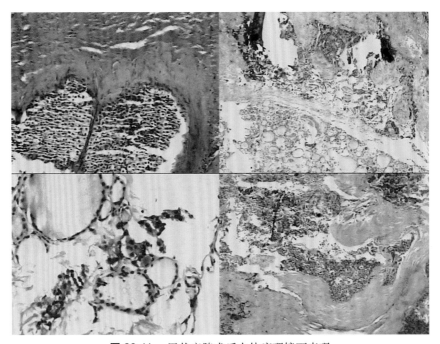

图 20-11　甲状旁腺术后大体病理镜下表现

术后随访影像学检查

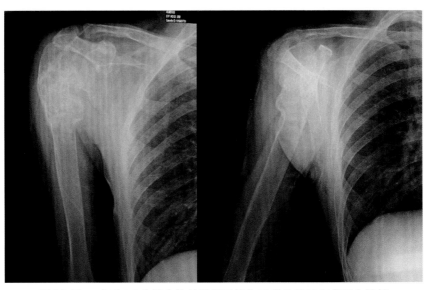

图 20-12　术后 1.5 个月右肱骨近端正侧位 X 线片提示病变正在修复

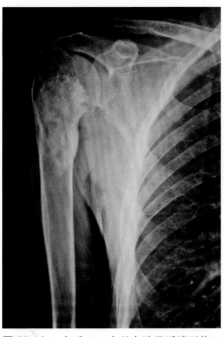

图 20-13 术后 12.5 个月右肱骨近端正位 X 线片提示骨质得到进一步修复

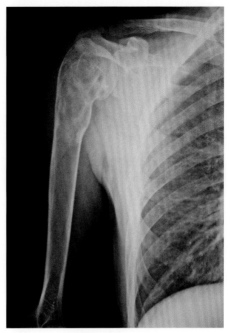

图 20-14 术后 19 个月右肱骨近端正位 X 线片提示病变骨质强度明显恢复

共 识

1. 出现骨病变首先需要区分是否是肿瘤，不能将代谢性骨病引起的骨病变当作恶性肿瘤治疗，尤其是合并病理性骨折，更不能按照普通骨折处理。
2. 不能忽视全身体格检查和实验室检查对诊断的意义。
3. 临床、影像和病理三结合仍然是目前疑似肿瘤的骨病变诊断的基本原则。
4. 甲状旁腺肿瘤引起的代谢性骨病首先需要治疗原发病，但对于局部，以预防骨折为目的外科治疗有时仍然是需要的。但是值得注意的是，甲状腺癌的骨转移可以出现类似的临床表现，但临床治疗并不相同。

误 区

1. 不区分或不会区分代谢性骨病和骨肿瘤。
2. 怀疑代谢性骨病，不进行相关实验室检查而盲目进行外科治疗。

文献学习

1. 原发性甲状旁腺功能亢进症（PHPT）是因一个或多个甲状旁腺腺体细胞功能亢进、分泌过多的甲状旁腺激素（PTH）导致的一种内分泌疾病[1, 2]。病因主要为肿瘤、增生，一般腺瘤占 90%，其中单一腺瘤发生率约 80% ~ 85%，多发腺瘤约 2% ~ 5%，甲状旁腺癌低于 1%，囊肿罕见。白种人中原发性甲状旁腺功能亢进症是一种常见病，在大于 40 岁的男女中，每 500 名妇女中有 1 例 PHPT，每 2000 名男性中有 1 例发生。

2. 原发性甲状旁腺功能亢进症临床上分为 3 型：肾型、骨型、肾骨型。文献报道我国 PHPT 以骨型为主，发病年龄早且 90% 以上患者有症状，但常因为医生缺乏对 PHPT 的认识、病变的隐匿及甲状旁腺异位等而误诊。我国骨型较多，临床表现较复杂，可为骨关节疼痛、骨质疏松、纤维性骨炎、囊性变甚至病理性骨折，X 线片上也表现为骨质疏松、脱钙、囊性变、骨折等，极易误诊为骨肿瘤。

3. 根据患者临床特点及血钙 >3.0mmol/L、血磷 <0.65 ~ 0.97mmol/L、24h 尿钙 >5mmol、AKP 升高等便可诊断，PTH 升高 2 倍以上更有意义。PHPT 均需手术治疗，术前定位诊断是手术成败的关键。正确的定位诊断程序应该是 B 超、CT、MRI、^{99m}Tc-MIBI，直到定位准确[3]。

（徐海荣　李　远）

参考文献

[1] Marcocci C, Cetani F. Clinical practice. Primary hyperparathyroidism. N Engl J Med, 2011,365:2389-2397.

[2] Marcocci C, Cetani F. Update on the use of cinacalcet in the management of primary hyperparathyroidism. J Endocrinol Invest, 2012,35:90-95.

[3] Farnebo L O. Primary hyperparathyroidism. Update on pathophysiology, clinical presentation and surgical treatment. Scand J Surg, 2004,93:282-287.

诊断索引